CHRONIQUES D'UN MÉDECIN LÉGISTE

Michel Sapanet

CHRONIQUES D'UN MÉDECIN LÉGISTE

Les Éditions du Légiste

Copyright © 2014 Michel Sapanet
2ème édition
All rights reserved.
ISBN-13: 978-2954857442 (Éditions du Légiste)
ISBN-10: 2954857447

À Simone Laloi,

À Delphine, Hugo, Bastien et Loïc.

*Un grand merci à Guy Benhamou,
instigateur de cette aventure littéraire
et complice de sa réalisation.*

*« On est jamais déçu par le pire...
mais il faut l'avoir imaginé avant. ».*

Contenu

1. Le scarabée 1
2. Légiste, pour de vrai 7
3. Triste histoire de gays 9
4. Vocation 27
5. L'X de Dissay 33
6. Ma première affaire 39
7. Un drôle d'homicide 43
8. La couronne mortuaire 69
9. L'X de Bressuire 73
10. Mort en dessous 85
11. Menu ordinaire 87
12. Double vie, double mort 103
13. Le gendarme et le lapin 107
14. Le dépeçage 117
15. Mission sur pièces 121
16. La descente canadienne 131
17. L'homme du puits 135
18. L'étranglée de Châtellerault 145
19. Une scène de crime bien spéciale 149
20. Plaies en pot 159
21. Carambolage 163
22. Le cercueil incinéré 187
23. Le boucher 191
24. Enfant secoué 199
25. La famille infernale 203
26. Les rollers 219
27. Monsieur R. 223
28. Le train-train de la mort 235
29. L'égorgeuse 239
30. Spectateurs 247
31. Un drôle de bonhomme 253
32. Un pavé dans la mare 257
33. L'œil était dans la tombe 271
34. Bizarre, vous avez dit bizarre... 283

1. Le scarabée

Le bruit strident de la scie s'est enfin arrêté, ce qui rend plus intense encore le silence environnant. Des coups sourds font vibrer l'énorme masse dans laquelle je me débats. Puis il y a comme un craquement et un bruit de succion. Littéralement aspiré avec la masse gluante, je me maintiens tant bien que mal en surface dans un équilibre instable, prêt à basculer. L'atmosphère est envahie d'odeurs ammoniacales. Un stade évolué de la putréfaction. C'est d'ailleurs une odeur ambivalente. D'une part elle repousse la plupart des humains, d'autre part elle m'attire, comme la promesse d'un plaisir à venir : d'une certaine façon, comme beaucoup dans mon milieu, je suis un peu nécrophage sur les bords. Mais maintenant j'ai l'impression que je ne m'en sortirai jamais, avec ce cadavre. Tout est gluant, la masse en équilibre instable ne demande qu'à tomber en m'entraînant dans sa chute. Pire que les sables mouvants. Eux, au moins, ne puent pas ! J'imagine bien les gros titres : « Disparu dans une puanteur innommable » ou « Noyé dans la putréfaction ». La tête de mes confrères ! Ce terrain me colle décidément trop aux pattes. J'essaie de me libérer, mais rien à faire, je n'avance que très péniblement, les articulations engluées. L'obscurité ne m'aide pas, je suis incapable de me repérer. Vers où aller ? Comment me sortir de cette situation impossible ? Aucune aide à attendre. Faut-il être bête pour tomber comme cela dans un cadavre et y rester coincé !

Tout a commencé il y a quelques jours. Après un mois d'août pourri, depuis dix jours le soleil a repris le dessus. Quant à la chaleur, n'en parlons même pas. C'est l'ouverture de la chasse, une bénédiction pour un légiste. Il est rare que son champ d'action ne couvre pas une zone rurale, et à l'ouverture, c'est la fouille générale ! Même les fourrés les plus impénétrables n'y échappent pas. Car les chiens sont là, à renifler des odeurs inaccessibles aux humains. C'est comme cela que les chasseurs ont leur lot de découvertes. Or les Deux-Sèvres sont un département de chasseurs.

C'est la fin de la journée. La chasse traîne : chaleur torride et copieux repas de midi n'incitent pas à l'activité physique. Sans compter que, trompés par la fraîcheur du matin, beaucoup se sont trop couverts.

À plusieurs kilomètres des voitures, c'est décidé, la chasse s'arrête là pour aujourd'hui. Mais c'est compter sans Alto, un jeune pointer pas encore très obéissant. D'autant moins que son plaisir est de cavaler dans les longues plaines, sans écouter les ordres de son maître. Alto joue encore une fois les filles de l'air. En réponse aux appels, quelques aboiements, mais le chien reste obstinément invisible. Jusqu'à ce que son maître se décide à aller le chercher et tombe, près de la maison en ruine, sur la fameuse odeur ammoniacale, et découvre le corps.

Il semble que le criminel, en abandonnant le cadavre au coin d'une maison en ruine, a pensé pouvoir ainsi couler une vie tranquille, à l'abri des foudres de la justice. Il a pourtant bien fait les choses : un bon trou bien profond dans la terre encore meuble, le corps placé dans la fouille, la terre rabattue d'abord jusqu'au bassin.

Que s'est-il passé ensuite ? À ce stade de l'histoire, impossible de le savoir. Est-ce la fatigue d'avoir tant creusé ? Ou d'être dérangé dans cette tâche macabre ? Toujours est-il que l'assassin est allé ensuite au plus simple et au plus pressé : recouvrir le reste du corps de paille et de débris végétaux. Une tombe incomplète, en quelque sorte. Restée ouverte : une situation bien dangereuse pour le promeneur, mais une aubaine pour les asticots, qui ont envahi par centaines et pour leur plus grand bonheur la dépouille, au moins jusqu'à la ceinture du pantalon. Au-delà la terre a fait son office et a protégé les membres inférieurs de la gourmandise des insectes. Mais thorax, abdomen, cou, tête ont pu enfler, gonfler, noircir, se liquéfier à loisir en cette masse ignoble et grouillante. Le temps de faire venir les gendarmes et la nuit est tombée. Une nuit sans lune et sans nuages. Une obscurité intense, loin de tout village, à l'origine de quelques difficultés pour retrouver la tombe improvisée... Enfin, pas pour tous ! Car pour moi, rien de plus facile que de chuter dans le trou pour retrouver l'origine de l'odeur. Voilà ce que c'est d'être attiré par les odeurs putrides comme les mouches par le miel.

Bref j'en suis là de mes pensées lorsqu'une lumière éblouissante troue l'obscurité. Des phares, des phares gigantesques m'éblouissent. Mais je vois enfin où j'ai mis les pieds : dans une masse visqueuse, gluante à souhait, blanchâtre, avec d'énormes grumeaux. Derrière les lumières je perçois une agitation. Je ne suis pas sûr que l'on m'ait vu : à force de faire des efforts pour me dégager, je suis couvert de cette bouillie infâme. Sauf les yeux qui ont évité le désastre, déjà bien suffisamment irrités par les vapeurs. Bref, je suis coincé. Je n'ai plus qu'à attendre qu'on me sorte de là.

Soudain une tête surgit dans la lumière, à deux pas de moi. À contre-jour, elle me semble gigantesque. Effet d'optique. Je n'ose faire le moindre mouvement. Autour de moi le silence est absolu. La tête qui me fait face s'est brutalement immobilisée. La lumière tourne et éclaire le visage. Deux yeux me fixent intensément. Deux yeux gris-bleu. Le regard intense a un air très amusé. Pourtant, c'est sûr, si cette personne était à ma place, elle rigolerait moins. Une voix rompt enfin ce silence interminable. Tous ces efforts pour me retrouver, et pourtant la voix ne s'adresse pas à moi. Elle dit, sur un ton sarcastique :

— Approchez-vous, mais doucement. Faites attention, venez voir, c'est incroyable...

— Mais je ne vois rien, monsieur.

— Regardez mieux !

À ce moment-là, une deuxième tête apparaît, puis une troisième, à croire que je suis devenu un spectacle à moi tout seul, jusqu'au cou dans la mélasse...

— Je ne vois rien.

— Ah si, des yeux, on voit des yeux ! Content de le savoir. Je suis repéré ! Enfin !

— Mais qu'est-ce qu'il fait là ? C'est incroyable !

— Je vous l'avais dit, c'est incroyable.

Une main gantée se tend vers moi. Le personnage qui m'extrait avec vigueur de ma gangue collante est équipé d'un masque chirurgical, d'une combinaison blanche de protection, de surbottes et d'un calot. Même s'il tombe dedans, lui au moins ne risque rien. Sa voix reprend, pour la cantonade :

— Je vous présente Humator. Un spécialiste de terrain...

Je perçois bien la nuance d'humour.

— Un adepte de la putréfaction ammoniacale. Il aime bien mettre les pieds dedans...

Éclat de rire général.

— Mais par où est-il entré ?

— Je ne sais pas, demandez-lui.

Ils parlent tous de moi à la troisième personne. Humour des gens habitués à la mort. Que puis-je répondre ? Par un grand trou ? Un petit trou ? Ce n'est pas ce qui manque, ici... Mais pas un qui prendrait de mes nouvelles.

Bref, une bonne toilette plus tard, je suis remis sur pattes. Mon sauveur se présente :

— Docteur Sapanet. Légiste. Vous êtes bien Necrophorus humator ? Scarabée spécialiste de la cinquième escouade ?

Si je pouvais parler, j'acquiescerais. À défaut, je cours de mes six pattes sur l'inox de la table d'autopsie, vers ce cerveau où l'on m'a surpris en plein déjeuner.

2. Légiste, pour de vrai

Les sorciers vaudous lisent l'avenir dans les tripes de poulet. Moi, je lis le passé – enfin, j'essaie – dans les entrailles de mes contemporains. Je suis médecin légiste. Un vrai. Pas comme ceux des séries américaines, dont je ne loupe pourtant aucun épisode. Je les admire tous, élégants spécialistes en nœud papillon dans des salles dignes de l'aventure spatiale, penchés sur les morts de la veille encore frais et beaux. Je les envie pour leur talent incroyable, capables qu'ils sont de dénicher à tout coup l'écaille de peinture d'un millionième de millimètre cachée sous un repli de la peau derrière l'oreille, et d'en déduire le numéro de la plaque d'immatriculation de la voiture du meurtrier... Je voudrais bien être à leur place. Parce que moi, mes macchabées, ils sont franchement moins jolis. Depuis plus de vingt ans que j'exerce dans les sous-sols du CHU de Poitiers, j'en ai découpé des centaines et je crois que j'ai fait toute la gamme. Putréfiés, squelettisés, carbonisés, écrabouillés, parfois livrés en pièces détachées. Ils ont mauvaise mine, mes clients. Pas bon pour l'audimat, tout ça. En plus, ils puent souvent. À en tomber à la renverse.

Mais j'ai pour eux une sorte d'immense respect. Parce que ces anonymes allongés sur la table d'inox n'ont pas demandé à y venir. Ils espéraient sans doute profiter encore des années à venir. Ils avaient des projets, des livres à lire, des gens à aimer, et les voilà, égorgés, battus à mort, tirés comme des lapins, étranglés par des mains criminelles, ou encore victimes d'un accident suspect, d'une électrocution bizarre. À moi de leur infliger l'ultime violence, celle de l'autopsie, afin d'aider les enquêteurs à identifier le ou les auteurs et à les arrêter. Ou pour lever le doute. Nous leur devons au moins ça, à nos pauvres morts si mal en point. Leur rendre leur identité lorsqu'ils sont méconnaissables ou abandonnés loin de chez eux, leur rendre leur humanité en retrouvant l'histoire de leurs derniers instants.

Alors tant pis s'il faut pour cela malmener un peu plus les chairs mortes, explorer les boîtes crâniennes et ouvrir les cœurs. Si la vérité s'y cache, à moi d'aller la chercher.

3. Triste histoire de gays

Châtellerault, tranquille sous-préfecture de la Vienne, en est encore tout ébahie. Derrière les hautes fenêtres d'une demeure bourgeoise du meilleur quartier, le sang a coulé à flots. Je dois d'ailleurs faire attention à ne pas marcher dedans lorsque j'arrive sur les lieux. Le commissaire qui m'accueille a l'air accablé. Une heure avant, son appel à mon domicile était pressant :

— Docteur, on a une sale affaire en ville. Une affaire compliquée, j'aimerais bien votre présence. Je sais qu'il est tard, mais...

— Mais pas de problème. Vous savez bien que je ne sais pas résister...

Le temps de saisir mon sac à dos spécial levée de corps et de parcourir les quarante kilomètres qui séparent Poitiers de Châtellerault, et me voilà au commissariat où le policier chargé de me guider sur les lieux me fait une mise au point : un deuxième corps a été découvert. Lorsque le commissaire me serre la main, la donne a encore changé. Il me confie dans un murmure un score qu'il espère définitif :

— Bonsoir, docteur. On en est au troisième...

— Bonsoir, commissaire... Trois ? Quand on aime, on ne compte pas.

— Oui mais quand même, pour Châtellerault, trois d'un coup, ça fait beaucoup. En plus...
— En plus ?
— Eh bien, il reste deux petits bâtiments à visiter...

Il est bientôt vingt heures et j'ai une certitude : on n'est pas couché !

J'ai pour habitude de ne pas me précipiter : les morts ont l'avantage de ne pas requérir de soins urgents. Je les approche avec mes règles : en trois cercles concentriques. J'explore d'abord les alentours, ce que j'appelle le premier cercle. Celui de l'environnement. Dans ce cas, c'est un quartier bourgeois, très bourgeois, en plein centre-ville, avec cette propriété entourée de hauts murs, protégée d'une grille en fer forgé. Sur l'un des pilastres, un interphone avec vidéo : un luxe à peine imaginable à la fin des années quatre-vingts, pour filtrer les entrées et assurer la sécurité. La sécurité ? Compte tenu des événements, la vidéo fait plutôt effet de gadget. Une maison bourgeoise est posée au milieu du parc, à proximité de deux belles dépendances. Devant le perron, sur le gravier, il y a foule. Le Samu est encore là, par curiosité je suppose. Les journalistes sont restés dehors, dans la rue. Une chance, je n'aime pas tellement avoir ma photo dans la presse régionale. Quant à la télé, FR3 a raté le coche : leur informateur est aux abonnés absents.

Après ce rapide tour d'horizon, qui enregistre également la météo (aujourd'hui il fait froid et sec, nous sommes en novembre), je rentre dans le deuxième cercle, la zone plus directement concernée par l'action. C'est la maison, dont je vais visiter toutes les pièces. Ma méthode, c'est une première visite sans focaliser mon attention sur les corps : les pièces vides sont aussi instructives que les autres. Durant ma progression, j'observe, je hume, je mémorise tout ce qui fait l'environnement. Lorsqu'enfin je pénètre dans le troisième cercle, cette zone juste autour de la victime, et que je me penche sur elle, j'ai déjà une idée de ce qu'était sa vie et parfois de ce que furent ses derniers instants.

Le commissaire m'a déjà informé : la maison comporte trois niveaux. Au rez-de-chaussée, il y a un mort dans l'arrière-cuisine. À l'étage, un autre dans une chambre. Le troisième est dans les combles. Un deuxième cercle unique, des ex æquo pour le troisième cercle... en quelque sorte. Une question me traverse l'esprit : dans l'horreur, lequel a gagné ? Car trois morts dans une même maison, c'est rarement naturel... C'est parti pour la visite générale, histoire de m'imprégner de l'ambiance. Mais après une précaution élémentaire : éviter de brouiller les indices. Alors, j'enfile combinaison, surbottes, calot et gants. Plus un petit masque de chirurgien. Déguisé et fin prêt. Action.

Le rez-de-chaussée : une vaste entrée ornée de sculptures en ivoire, des ivoires phalliques ou franchement pornographiques pour la plupart. Leur description serait trop longue tellement ils sont nombreux. Pas de doute, nous sommes dans l'empire du sexe. Du moins est-ce la volonté clairement affichée des occupants. Une porte donne sur une pièce de réception pleine d'objets précieux, puis sur une bibliothèque somptueuse. Tout est en ordre.

Retour dans l'entrée, passage par la cuisine : le contraste est frappant. La cuisine est minable : une gazinière antique, des peintures qui n'ont pas été refaites depuis au bas mot trente ans, des faïences murales ébréchées. Manifestement, les occupants des lieux tenaient en piètre estime ces fonctions subalternes. Dans l'évier, des couteaux. Ailleurs aussi, des couteaux, en nombre et dans toutes les pièces. Une collection incroyable de couteaux, exposés dans des vitrines, posés sur des meubles, accrochés aux murs. Finalement il y a encore plus de couteaux que d'ivoires... Y aurait-il dans cela une symbolique ?

Je glisse la tête dans l'arrière-cuisine. La porte est bloquée par le corps qui gît sur le carrelage, au milieu d'une mare de sang. Un petit coup d'œil, la mort ne fait aucun doute : une main est partiellement déshydratée. Et d'un. La porte-fenêtre donnant sur le jardin est entrouverte, laissant le froid envahir la pièce.

Je grimpe à l'étage. Dans l'escalier, des impacts de plombs de chasse sur les boiseries. Les chambres sont toutes impeccablement ordonnées, les parquets soigneusement cirés. Meubles de prix et draps de soie confirment cette impression de luxe. La chaudière qui ronronne au sous-sol fait régner une douce ambiance qui contraste avec la température plutôt fraîche de la cuisine. Dans l'une des chambres, un homme d'âge mûr, tiré à quatre épingles, baigne dans son sang. Manifestement poignardé. Et de deux. On verra le détail plus tard.

Direction les combles. Des chambres mansardées ont été aménagées dans le grenier, sans doute pour les serviteurs. Le contraste est saisissant : pas de décoration superflue, des meubles bon marché, avec pour tout confort un lavabo et un WC à la turque caché dans un recoin. Le chauffage central ne monte pas jusqu'aux soupentes. Le petit personnel n'a droit qu'à un radiateur électrique vétuste. Le dernier qui s'en est servi a d'ailleurs oublié de l'éteindre : il fait une chaleur torride dans la seule pièce occupée. L'homme allongé sur le lit ne s'en plaindra plus jamais. Il est dans un état de putréfaction avancée. Et de trois. J'ai mon compte, je peux rentrer dans le troisième cercle...

Sur son visage vert foncé et gonflé, on voit le réseau des veines marqué par un rouge sombre caractéristique de la circulation posthume : lorsque les intestins se dilatent, dans l'abdomen, la pression met en mouvement dans les veines le sang putréfié et noir, les rendant apparentes. Ses lèvres sont énormes, elles laissent sourdre un liquide verdâtre putride. Les globes oculaires sont exorbités. Deux gros globes verts, presque sortis du crâne, dont on dirait qu'ils sont affectés de strabisme. Illusion post mortem. Le nez paraît tout petit, en trompette : il me rappelle celui d'un copain d'école, il y a fort longtemps. Malgré tout cela, je ne détecte pas de larves de mouches.

Mon regard descend sur la chemise blanche immaculée. Enfin, immaculée avant, avant que la victime ne soit poignardée dans la région du cœur. Le rouge du sang tranche avec le vert des liquides de putréfaction qui dégoulinent de la bouche. Les coulures n'ont pas la même direction : le sang est descendu vers le pantalon. Cet homme était debout ou assis, en tout cas il avait le tronc à la verticale lorsqu'il a reçu les coups. Puis il s'est effondré sur le lit, a basculé sur le côté. Lorsque le liquide vert est sorti, environ trois jours plus tard, il a coulé vers l'aisselle et la montre de gousset qui brille d'un éclat doré.

— Hé, docteur, vous avez vu, la putréfaction. Celui-ci est plus atteint. Il est mort avant les autres ?

— Pas forcément. En fait, on a trois corps, à trois niveaux, dans trois états très différents.
— C'est ce que je pensais. Ils n'ont pas été tués en même temps, c'est cela ?
— Cela dépend de ce que vous entendez par « en même temps ».

Les enquêteurs sont troublés. Se peut-il que les trois meurtres aient été commis à plusieurs jours d'intervalle ? Je peux sans trop de risque leur apporter un début de réponse.
— Il n'y a pas quelque chose qui vous frappe ?
— Oui, ici, ça pue et il fait une chaleur à crever. Tant qu'à être avec un cadavre, on serait bien mieux dans la cuisine !
— Justement. Continuez votre raisonnement.
— Eh bien, il fait meilleur en bas.
— Autrement dit ?
— Il y fait moins chaud.
— Et encore ?
— Il y fait plus froid ??
Une voix ajoute, derrière nous :
— J'ai trouvé, doc ! Le froid conserve alors que la chaleur accélère la putréfaction ! Je m'en souviens bien, j'ai assisté à vos cours, à l'institut de sciences criminelles.
— Bien vu ! Gagné ! C'est exactement cela !

C'est Caroline, une de mes anciennes étudiantes, sans doute future juge d'instruction. En stage comme auditrice de justice, Caroline, comme d'autres juristes, des gendarmes, de futurs avocats ou magistrats, a suivi consciencieusement mes cours à la faculté de droit. Tous sont habituellement fascinés par mes histoires, avec un mélange de passion et de dégoût.

Caroline n'est pas rancunière. Lors d'une autopsie particulièrement scabreuse, où nous nous disputions, les asticots et moi, pour savoir qui aurait le dernier mot, je lui avais transmis une information exclusive, le top de la recherche médico-légale : « On distingue les espèces d'asticots à la couleur de leurs yeux. » Asticots à yeux bleus et asticots à yeux rouges permettraient ainsi de dater précisément la mort. Très précisément. À l'heure près. Passionnée par son sujet, Caroline n'avait pas résisté au plaisir de raconter cette découverte lors d'une réunion du parquet. L'histoire s'était terminée dans un fou rire général : les asticots n'ont pas d'yeux. Mais Caroline ne m'en a pas voulu.

J'explique : les différences bien visibles – et odorantes – de décomposition sont liées aux différences de températures. Le cadavre dans la cuisine a été relativement préservé par le froid extérieur, grâce à cette porte-fenêtre restée entrouverte. Celui du premier, dans un état plus avancé, a mijoté à la douce chaleur du chauffage central. L'occupant des combles a été « cuit » par le radiateur électrique. Tous sont dans un état différent, mais leur mort remonte a priori à la même journée, à une ou deux heures d'intervalle.

— Bon, docteur, on emballe ?

Avant, je sectionne le plastron de la chemise aux ciseaux, en dehors des taches et des perforations. Une technique inspirée de celle du Samu. Histoire d'avancer un peu sur les causes du décès. Effectivement il y a là quatre plaies. Des coups de couteau. Une seule lame a priori. Pas plus de deux centimètres de large.

Fouille générale de la pièce. Pas de couteau.

Nous redescendons pendant que le corps est transféré

dans sa housse. Petit paquet-cadeau pour le lendemain. Je sais déjà comment je vais m'organiser : lui en premier, car ce sera le plus facile. Seulement quatre coups : une broutille...

Passage par la chambre du premier étage. Même protocole. Des coups au thorax, d'autres à l'abdomen. Deux armes. L'une est encore sur le sol, un couteau de combat très long, d'une lame de deux centimètres de large... Il a bien pu servir à deux des meurtres. Là, ce sera plus compliqué. Demain ce sera mon deuxième client.

Retour à la troisième victime. À première vue, il a entre trente et quarante ans, en jeans, chemise et blouson. Il est allongé sur le flanc gauche, le jean de la fesse droite est criblé de petites perforations. Des plombs de chasse. Le manche d'un couteau enfoncé jusqu'à la garde dépasse de sa poitrine. Ses doigts sont crispés sur le manche. L'autre main est tendue vers la porte. Comme dans un ultime appel à l'aide.

— Alors, docteur ?
— Cela m'a tout l'air d'un suicide...
— Vous rigolez ?
— Si, si, je vous assure... Regardez, il a encore la main crispée sur le couteau... Que voulez-vous que ce soit ? Il a tué les deux autres et puis il s'est suicidé...
— Oui mais quand même, vous avez vu toutes ces plaies ? Honnêtement, un coup de couteau, je veux bien, mais là... Il y en a au moins une vingtaine !
— Il devait se détester...
— Ah non, docteur, regardez, les fesses, il a aussi pris une décharge de...
Le commissaire s'interrompt brutalement, je dois

avoir l'œil beaucoup trop brillant.

— Et merde. C'est encore une de vos plaisanteries. Pourtant je devrais avoir l'habitude ! Et ça vous vient d'où, cette manie de nous balancer des vannes ? Pourtant, aux assises, vous êtes plutôt du style qui ne rigole pas ?

— Il faut bien détendre l'atmosphère... Vous croyez que nous allons bien dormir, cette nuit, avec ça dans la tête ? Et puis, plus sérieusement, cela a son utilité.

— Je ne vois pas...

— Vous émettez une hypothèse, je prends son contre-pied. Question de principe. Non pas que j'élimine votre hypothèse ! Simplement je la discute, j'en cherche d'autres. Vous me parlez d'un suicide, je me dis « et pourquoi pas un meurtre ? » Vous retenez un meurtre, je discute aussi l'accident... Etc. Bien sûr cela dépend des circonstances. Ainsi, toutes les pistes sont couvertes.

— OK, OK... Ce n'est pas idiot. Mais ça ne simplifie pas votre travail !

— Non, mais ce faisant je dors tranquille. Cela dit, aujourd'hui je n'ai aucun doute. C'est bien un triple homicide.

Je me penche à nouveau sur mon client. Son corps est déjà altéré par la putréfaction, mais seulement dans certaines régions. Je dégage la chemise, souillée de sang et perforée à de multiples endroits. Sur la peau du torse, des plaies partout. Des plaies d'armes blanches, de plusieurs couteaux manifestement. Trois au moins. Pour certaines, c'est la lame encore plantée en plein cœur qui a laissé de larges fentes longues de presque quatre centimètres. Pour d'autres (plus de vingt plaies) leur longueur varie de deux à trois centimètres.

Trois corps, quatre couteaux. Chic, la question va être : « Qui a fait quoi ? » Une de mes questions favorites, aux assises.

J'arrête là mon déshabillage, je place des protections sur les mains et la tête. Le corps peut être évacué.

Un dernier coup d'œil à la pièce : au plafond, des impacts de plombs de chasse, que, trop occupé par la victime, je n'avais pas remarqués jusque-là.

Il n'est pas loin d'une heure du matin. Au moment où je ressors de la maison, un peu fatigué par ma journée et prêt à rejoindre mon lit, un policier arrive en courant :

— Docteur, docteur, dans les petits bâtiments...

On en a un quatrième !

Je vois ma nuit s'envoler.

— Venez voir, venez.

Et de rajouter à destination du chauffeur du fourgon mortuaire :

— Hé, ne partez pas, hein !

Direction les fameux bâtiments. Le bruit du gravier qui crisse sous nos pieds résonne comme une marche funèbre. Comme si cela ne suffisait pas...

La première porte donne sur une grande salle encombrée de vieux engins agricoles. Des reliques d'un autre âge, quand tout se faisait à la force du cheval et de la main de l'homme. Le policier éclaire, d'une torche en grande faiblesse. La lumière jaunâtre peine à pénétrer entre les engins. J'ai beau écarquiller les yeux, je ne vois rien.

— Oui, et alors ?

— Zut, je me suis trompé. C'est dans l'autre.

Changement de bâtiment. Même fouillis. Mêmes difficultés.

— Là, là, docteur, regardez, le quatrième corps...

Je ne vois rien. La lumière est bien trop mauvaise.

Brutalement, la torche du commissaire troue l'obscurité et un halo blanc entoure le corps. Bien coincé sous le bras d'une charrette qui a dû lui basculer dessus. Celui d'un rat, à l'abdomen écrasé.

Le commissaire éclate de rire :

— Vous verriez votre tête, docteur, ça vaut votre suicide...

D'accord. Je ne suis pas le seul à avoir le sens de l'humour. Autour de nous, c'est la grande rigolade. Un instant nécessaire pour oublier les autres images...

Le fourgon mortuaire emmène tout le monde à Poitiers, à la morgue du CHU. Les enquêteurs ont terminé les relevés dans la maison. Ils ne disposent d'aucune piste précise à ce stade. Enfin c'est ce que je crois, mais très vite je m'interroge : en savent-ils plus que ce qu'ils m'ont dit ? Un policier s'aventure :

— Docteur, demain c'est l'autopsie ?

— Oui, oui.

— Vous commencez par lequel ?

— Je ne sais pas encore, pourquoi ?

— Ben, je pourrai pas rester jusqu'au bout, alors je voulais savoir...

— Oui ?

— Ben, ça se voit, à l'autopsie ?

— Quoi donc ?

— Vous savez bien...

— ... ???

— Me dites pas que vous n'avez pas deviné ?

— Deviné quoi ?

— Ben, ils sont connus de nos services...

— Ah oui ? Et pour quoi ?

— Vous n'avez pas vu, tous ces ivoires ?

— Oui, et alors ?
— C'est sexuel...
— Sexuel ?
— Oui, c'est sexuel.
— Les ivoires ? Vous trouvez pas qu'ils sont un peu gros pour...
— Ben justement, docteur, ça doit se voir à l'autopsie, ce n'est pas possible autrement...
— Quoi donc ?
— Ben, la sodomie !

Un silence général attend ma réponse. Lorsque je commence mes explications, tous font cercle autour de moi.

— Voilà, je vais tout vous dire. Demain, il y en a deux qui seront bien dilatés. Le troisième, j'en suis beaucoup moins sûr, a priori je ne pense pas.
— Comment vous savez cela, doc ? Et vous savez lesquels rien qu'à les regarder ?

C'est Caroline qui a oublié mes histoires d'asticots.

— Eh oui, l'observation. Il n'y a que cela de vrai.
— Mais ce n'est pas possible !
— Si, si.
— Mais vous ne les avez même pas complètement déshabillés, et vous savez déjà lesquels...

Le commissaire a compris et commence à sourire dans son dos.

— Oui, Caroline. Les indices, quels sont les indices ?
— ...
— Vous aviez bien commencé, tout à l'heure.
— Heu, j'avais dit... ? Ah oui, le froid conserve. Je ne vois pas le rapport...
— Et si : les deux dilatés, ce sont ceux qui étaient au chaud... Ceux qui sont putréfiés. Car la putréfaction dilate tout. Même... les intestins et leur sortie naturelle...

— Ah, c'est malin, je me disais aussi...
Le policier revient à la charge :
— Docteur, demain, vous nous montrerez ? Ou alors dites-nous, à quoi voit-on... que... que la victime pratique ?
— Je n'en sais rien. On a écrit beaucoup de bêtises là-dessus, surtout dans la seconde moitié du XIXe siècle. À l'époque les légistes étaient sollicités parce que ces pratiques étaient des crimes. On avait décrit les signes de la sodomie passive et ceux de la pédérastie active. Même Tardieu, un médecin légiste célèbre, avait débattu des problèmes de preuve. En 1857[1], il est allé jusqu'à décrire des signes comme une bouche de travers, des dents très courtes, des lèvres épaisses, complètement déformées. Bon, il faut avouer qu'à l'époque ils ne connaissaient pas l'orthodontie.
— Mais c'est du grand n'importe quoi !
— Oui. Même Verlaine y a eu droit, après avoir tiré sur Rimbaud en juillet 1873, à Bruxelles. Deux médecins l'ont examiné sur réquisition, à la recherche des fameux signes. Le pire, c'est que cela servait quasiment de preuve. C'est sordide. On a abandonné tout ça.
Bref, je n'ai pas d'autre réponse. Certains resteront sur leur faim.

Aux premières heures du lendemain, je suis déjà à l'œuvre. Avec trois clients dans la même journée, il ne faut pas perdre de temps. Je commence par le mort du grenier. Bilan relativement simple. Quatre coups de couteau assénés en plein cœur ont entraîné une hémorragie aussi massive que fatale. Des coups bien

---

[1] Dans une *Étude médico-légale sur les attentats aux mœurs*.

horizontaux. Passons à celui du premier étage. Celui-là a reçu quatre coups dans le cœur, portés verticalement avec un couteau effilé. La lame est entrée un peu au-dessous de la clavicule gauche et a pénétré chaque fois la région cardiaque de haut en bas, occasionnant de gros dégâts. Comme si cela ne suffisait pas, la victime a également reçu quatre coups d'une lame plus large, portés horizontalement au niveau du foie. Quatre, puis huit : l'ambiance s'échauffe... À ce stade de mes constatations, il est logique d'évoquer deux agresseurs, un grand, gaucher, adepte du combat au couteau, et un petit, droitier.

Explications. Mon mort ne porte aucune lésion de défense sur les mains et les avant-bras. C'est donc qu'il a été immobilisé. J'imagine assez la scène : le plus grand des assaillants devait se tenir derrière lui et le bloquer avec son bras droit, tandis qu'il lui assénait des coups de couteau verticaux, par-dessus l'épaule gauche – et donc, avec sa main gauche. Un grand classique des films d'action, pour neutraliser une sentinelle : la lame sectionne directement les gros vaisseaux de la région cardiaque. Efficace, même si je ne suis pas certain que ce soit la technique enseignée dans les commandos. Pendant ce temps, le second assaillant, placé devant, et légèrement plus petit, frappait plus bas, atteignant le foie.

Enfin, je me penche sur le corps de l'homme retrouvé dans la cuisine. Le pauvre a été victime d'un véritable acharnement. Il s'est fait tirer dessus, comme l'attestent les plombs de chasse qu'il a dans la fesse, avant d'être achevé à coups de lame. Et de quelle manière ! Je relève quarante plaies distinctes, provoquées par trois lames différentes – dont l'une, la plus large, est restée en place, plantée en plein cœur, enfoncée aux trois-quarts.

Compte tenu de l'état des cadavres, de leur putréfaction, de l'état des rigidités, de l'environnement, il est difficile de donner l'heure de la mort. Je pourrais m'y essayer, mais avant que je n'exprime une quelconque évaluation, les enquêteurs ont déjà leur idée. Grâce à d'autres éléments à leur disposition. En particulier, un ticket de caisse qui porte la date et l'heure des achats effectués par le commis, découvert dans le panier à provisions encore plein, posé sur le sol de la cuisine. Là, je suis battu. Quelles que soient mes hypothèses, d'ailleurs toutes compatibles avec le ticket, ma marge d'erreur est très large. Comme quoi une caisse enregistreuse peut être plus précise qu'un légiste ! A` cette heure-là, au moins nous sommes sûrs qu'il était encore vivant !

Les autopsies sont terminées, il est tard, je suis harassé. Mais les policiers disposent maintenant d'un ensemble d'éléments qui fait une belle piste. Ils connaissent la date et l'heure approximative du triple crime. Ils recherchent deux agresseurs au moins, dont un grand gaucher et un plus petit, droitier, évoluant dans le milieu homosexuel, qui connaissent les habitudes de nos victimes : un goût immodéré pour la chair fraîche. Les deux vieux messieurs faisaient venir de Paris les jeunes gigolos destinés à satisfaire leurs penchants.

Et de consulter les registres de la SNCF, à la recherche du moindre incident signalé le jour du drame. Gagné. C'est que la piste est encore chaude : ce soir-là, deux jeunes gens voyageaient sans billet entre Châtellerault et Paris. Le contrôleur qui a dressé le procès-verbal se souvient parfaitement de l'incident : « Un grand Noir et un petit Blanc transportant péniblement deux gros sacs volumineux bien lourds. »

Il n'y a plus qu'à remonter doucement le fil ténu qui va mener aux suspects. Puis à solliciter les indics. Quelques semaines plus tard, chez un receleur de la région parisienne, les deux compères essaient de revendre la chaîne hi-fi dernier cri et les ivoires embarqués après le triple forfait. Mais la police est là. Fin de la traque.

Les enquêteurs reconstituent alors le film des événements. Les deux jeunes étaient des habitués du lupanar de Châtellerault. Ils avaient été invités à plusieurs reprises dans la belle maison, repartant chaque fois avec une petite liasse de billets. Si bien qu'un jour de dèche, les deux garçons se sont dit : pourquoi ne pas y retourner ? Ne pas être invités ne leur semblait pas un obstacle. C'est ainsi qu'ils débarquent en fin de matinée dans la maison, dont ils connaissent les moindres recoins. Un seul des deux propriétaires est là. Sans doute lui font-ils un peu de charme, le temps de le convaincre de gagner la soupente pour quelques ébats imprévus. Une fois sous les toits, les deux jeunes exigent de l'argent, essuient un refus et exécutent le récalcitrant. L'heure n'est pas à la négociation.

Ils redescendent et attendent le second occupant, qui arrive un peu plus tard. Même scénario, mais cette fois, on s'arrête dans une chambre du premier, pour éviter de dévoiler le pot aux roses. Pas plus que son défunt ami, le monsieur n'accepte de donner de l'argent. Le ton monte. Pas longtemps. Il est lardé de coups de couteau. C'est alors qu'entre en scène le malheureux cuisinier, de retour des commissions. Il entend des bruits suspects, pose son panier et se dirige vers les étages. Pas de chance, il tombe sur les deux terreurs qui ont trouvé un fusil de chasse. Ils tirent une première fois sur le nouvel arrivant et le ratent, comme l'attestent les impacts dans l'escalier. Le cuisinier tente alors de fuir et de gagner l'arrière-cuisine, où il sait qu'il trouvera une issue. Il n'en a pas le temps. Atteint à la fesse par le second tir, il est rattrapé et achevé sur le pas de la porte, puis son corps est traîné vers l'intérieur de la pièce, laissant derrière lui une large traînée sanguinolente.

Les deux comparses furent jugés par les assises de la Vienne, sans jamais desserrer les dents. Leurs aveux n'étaient pas nécessaires, tant ils avaient semé d'indices, d'empreintes et de traces derrière eux. Ils furent condamnés à vingt ans de réclusion criminelle.

4. Vocation

Je n'avais pas imaginé les choses comme cela, lorsque j'ai embrassé la carrière médicale. Moi, je voulais sauver les gens, les soigner. Biafra, fin des années soixante : ces images passées en boucle à la télé étaient terribles. Ce n'était pas possible de laisser mourir tous ces enfants. C'était décidé, je deviendrais médecin. Pour soulager les souffrances.

J'aurais pu avoir cette idée plus tôt : j'avais passé toute mon enfance dans les hôpitaux. Ceux qu'a dirigés mon père, au gré de ses affectations dans l'ouest de la France. Mais la fréquentation du milieu médical – mes parents recevaient beaucoup de médecins – n'avait éveillé en moi aucun écho. Ensuite, j'avais eu ma période « chercheur ». J'étais en classe scientifique au lycée, plutôt bon en maths et en physique-chimie. Et j'avais décrété que je ferais de la recherche. Chercheur de quoi, je n'en avais pas la moindre idée, mais j'allais chercher. Jusqu'à ce que la presse et la télévision nous plongent dans l'horreur quotidienne des réfugiés biafrais, avec leurs silhouettes squelettiques, leurs ventres ballonnés et leurs yeux exorbités qui demandaient « pourquoi ? ».

Je me suis inscrit à la faculté de médecine de Nantes. À la fin de mon cursus, les malheurs de l'Afrique avaient cessé de faire la une de l'actualité.

D'autres, plus persévérants que moi, avaient inventé la médecine humanitaire, créé des organisations et sauvé – du moins, je l'espère – bien des malheureux. Chapeau ! Mais finalement, psychologiquement, c'était trop dur pour moi. Je suis passé à autre chose.

J'avais sympathisé avec des apprentis dentistes, alors j'ai opté pour une spécialisation en stomatologie. Histoire de taquiner les dents de mes contemporains : j'ai toujours aimé les activités manuelles. Mais autour des dents il y a de l'os. Celui des maxillaires. Or j'étais dans un service fantastique où l'on découpait les os des visages pour les reconstruire autrement. C'était fascinant. Un boulot de créateur, ou de réparateur, lorsqu'il fallait remettre à leur place tous ces os pulvérisés dans les accidents de la route. La chirurgie maxillo-faciale. C'était ma nouvelle vocation.

Ma formation avançait : encore quelques années et je serais opérationnel. J'étais immergé avec bonheur dans ces activités lorsqu'un jour un policier a débarqué dans le service. Un flic. Mais pas n'importe quel flic. Un de ces flics qui en a dans la tête et sait faire avancer les choses. Un flic avec une boîte en carton à la main. Hasard de la vie, je suis là lorsqu'il s'adresse au secrétariat. Le ton est un peu sec, du genre « pas habitué à ce qu'on lui dise non ».

— Le professeur Delaire est là ?

Réponse du tac au tac et sur le même ton de la secrétaire de mon patron, dotée d'un caractère trempé :

— On ne peut pas le déranger !

— Police judiciaire. J'ai rendez-vous avec lui.

— Ah, c'est vous, le crâne ?
— En quelque sorte...
— Sapanet, conduisez-le au patron.

Dans le service, la secrétaire du patron est toujours au courant de tout. Je l'ai à la bonne et c'est réciproque. Si elle m'envoie là-bas, c'est que quelque chose se trame.

Nous entrons dans le bureau. Après les présentations d'usage, je vois bien le regard perçant de mon patron sur cette boîte. Je m'incruste discrètement dans un coin et essaie de me faire oublier. Le flic ouvre la boîte et en sort un crâne. Un crâne, dans le service, ce n'est pas un scoop. Il y en a plusieurs, pour comprendre nos interventions. Parce qu'à l'époque le scanner n'existe pas. Avoir un crâne, cela permet d'imaginer les gestes que l'on pratiquera sur le patient.

Mais là...
Ce crâne a une histoire. Une histoire criminelle. Découvert en pleine nature, avec les autres éléments du squelette et des restes de vêtements qui ont raconté une infâme histoire de meurtre. Mais qui n'ont pas donné l'identité de la victime. Sans identité, pas de piste, et sans piste, pas de coupable.

L'enquêteur travaille depuis des semaines sans avancer d'un pouce. Malgré des recherches lancées tous azimuts, rien à faire. En désespoir de cause, il vient chercher de l'aide auprès de ce grand spécialiste de la chirurgie orthopédique du visage[2]. Lorsque mon chef

---

[2] Chirurgie qui consiste à déplacer les os des maxillaires pour les remettre à la place qu'ils auraient dû avoir, par exemple pour corriger une mâchoire proéminente.

entreprend de faire parler ce crâne, je n'en crois pas mes oreilles. Discret dans mon coin, j'écoute. Enfin, pour la discrétion, c'est raté.

— Sapanet, viens là.

— Oui, monsieur ?

— Là, tu vois, la mandibule... Cette forme arrondie, douce, plutôt gracile, et ces canines un peu petites... et la valeur de l'angle entre branche montante et branche horizontale. C'est une femme.

« Là, les sutures crâniennes... Il n'y en a aucune de soudée. Elle est jeune. Entre vingt et trente ans. D'ailleurs les dents sont peu usées. Et l'os alvéolaire, tu vois l'os alvéolaire ? Il est en excellent état. Aucune parodontose. Elle a peut-être même moins de vingt-cinq ans. Je ne vois pas les dents de sagesse. Fais-moi donc une radio... »

Je quitte le bureau avec le crâne, un peu perplexe, et rejoins notre manipulateur. Il en a vu d'autres, des radios sur os sec[3].

— C'est pour le patron ? Encore ses recherches ! Je ne fais aucun commentaire.

Retour dans le bureau. Avec les radios.

— Les dents de sagesse sont absentes. Soit elles ont été extraites, ce qui est le plus probable, soit elles n'ont jamais existé.

Puis, à la demande de l'enquêteur, il ose. Il ose décrire le visage, ses grands traits, tels qu'il peut les imaginer à partir de la structure osseuse et compte tenu de sa grande expérience.

---

[3] Expression utilisée pour définir la réalisation de clichés radiographiques sur des os isolés des muscles et des ligaments.

Le policier note consciencieusement tous les détails : forme générale du visage, aspect des pommettes, du nez, des joues, des lèvres, forme du menton, sa situation... Là, je suis franchement scotché. Mais brutalement, je comprends. Quand on fait de la chirurgie osseuse du visage à longueur d'année pour en modifier la forme, inévitablement on finit par connaître l'aspect des parties molles qui recouvrent les os que l'on découpe... L'enquêteur repart avec sa boîte en carton sous le bras et un paquet de notes, laissant mon patron avec un fin sourire. Quant à moi, je reste rêveur.

Quelques jours après, avec l'aide du dessinateur de la police, notre flic fait paraître dans la presse locale le portrait-robot de la disparue. Sans résultat.

N'empêche. Faire parler un crâne, lui donner un sexe, un âge, lui redonner un visage. Chercher quelque chose qui pourrait s'apparenter à une certaine vérité. Inévitablement, un « Je veux faire ça » s'impose à moi. Sans imaginer une seconde qu'au-delà d'un crâne sec fort fréquentable, il faudrait aussi s'occuper du reste, qui pouvait l'être beaucoup moins.

Les débuts sont d'ailleurs difficiles, après mon inscription au certificat d'études spéciales de médecine légale à Rennes. Non pas à cause des allers et retours hebdomadaires ni du programme surchargé oscillant entre vivants et morts. Pourtant, je ne me suis pas plongé sans précaution dans les délices médico-légaux, je dois le reconnaître. Pour les premières autopsies, je choisis les bancs tout en haut de l'amphithéâtre, gardant une bonne distance avec les cadavres. Je ne passe que très progressivement vers les places du bas, le temps d'apprivoiser la proximité avec la mort à corps ouvert.

Deux années plus tard, toujours tenace, je décroche

mon diplôme de médecine légale et achève ma formation de chirurgie maxillo-faciale, dans le même élan. C'est d'ailleurs cette compétence chirurgicale qui motive mon arrivée au CHU de Poitiers en mai 1985. En pleine affaire dite « des anesthésistes[4] ». Bonjour l'ambiance. Surtout que certains, malveillants, font alors courir le bruit que si je suis là, c'est pour résoudre l'affaire. Vous pensez, un légiste maxillo-facial acoquiné à la police opérant tout près du bloc opératoire maudit...

Au fur et à mesure des années, la médecine légale prend de plus en plus d'importance. Un jour la réalité s'impose : j'abandonne la chirurgie des vivants. Désormais, ce sont d'anonymes squelettes à qui je redonnerai un visage.

---

[4] En avril 1984, une patiente décède au cours d'une intervention bénigne. Une inversion des tuyaux de gaz anesthésique et d'oxygène est découverte. Deux anesthésistes sont soupçonnés.

5. L'X de Dissay

En ce début d'année 1993, les agriculteurs de la Vienne s'inquiètent. Les pluies ont été trop rares durant l'hiver, le printemps qui commence reste obstinément sec. Le niveau des rivières baisse, les semis souffrent déjà du manque d'eau. Si cela continue, ce sera la catastrophe. Mais il n'y a rien d'autre à faire qu'attendre et espérer. En revanche, c'est l'occasion ou jamais pour curer les cours d'eau. L'opération est d'autant plus facile que le courant et la profondeur d'eau sont très faibles. Voilà pourquoi un brave paysan se lance dans le nettoyage des berges du Clain, rivière qui traverse le bourg de Dissay et passe sur ses terres.

Alors que l'homme s'active, la gaffe dont il se sert pour sonder le fond d'un trou accroche un obstacle. Rien qui l'étonne : l'endroit est connu pour servir de dépotoir. L'agriculteur manœuvre pour tenter de remonter l'objet gênant. Vu la résistance, une gazinière au moins. Mais non. Au prix de gros efforts, il fait émerger une sorte de bâche plastique noire roulée sur elle-même, d'où dépasse le squelette d'une main.

Les gendarmes puis les pompiers se rendent sur les lieux et sortent du trou d'eau le gros paquet-cadeau : un homme habillé et trois blocs de béton, ficelés ensemble.

Les gendarmes, excluant avec humour la thèse du suicide, se concentrent sur celle de l'homicide et confient leur client au légiste. Pour une fois, j'ai échappé à l'autopsie et c'est un confrère qui déballe la victime, de forte corpulence et de taille moyenne. Il se révèle parfaitement conservé. À l'exception notable des mains, réduites à l'état de squelettes, et de la tête dont il ne reste, sur l'os à nu, qu'une petite partie du cuir chevelu, des joues et de la peau du menton. Ces parties du corps qui dépassent de la bâche ont sans doute été exposées à l'air, lors de périodes de basses eaux, ce qui explique leur disparition. D'ailleurs quelques pupes de mouches témoignent du passage ancien d'asticots.

Premières constatations, l'individu porte des vêtements de qualité, des chaussures coûteuses faites sur mesure et une montre de grande marque fixée à son poignet droit par un bracelet de cuir. Il s'agit d'un homme. La saponification des graisses indique un séjour prolongé dans l'eau. La trace de deux projectiles d'arme à feu, un sur le thorax, le second qui a traversé la boîte crânienne de part en part, confirme, si besoin était, la thèse criminelle. L'extraction du projectile thoracique fait le bonheur des experts en balistique : c'est un projectile très atypique, tiré par une arme de fabrication artisanale. Les rayures qu'il porte sont caractéristiques d'une production clandestine d'origine basque.

À ce stade, les enquêteurs disposent donc de très peu d'éléments. Les tentatives pour estimer la date de la mort et de l'immersion du cadavre, en admettant que les deux événements soient rapprochés dans le temps, se heurtent à de grosses difficultés, en raison du séjour dans l'eau. Ce sont finalement les larves d'insectes qui vont permettre d'affiner la date de décès : à quelques semaines près, le milieu du mois de juillet 1992. Plus de sept mois avant la découverte du corps.

Maintenant il faut identifier l'inconnu de Dissay. Notre bonhomme a été immergé sans ses papiers d'identité. La disparition de la pulpe des doigts empêche toute exploitation du fichier des empreintes digitales. Quant à l'ADN, cette technique en est à ses débuts et, faute d'élément de comparaison, c'est l'échec. Tout au plus sait-on qu'il est du groupe AB négatif. Un groupe rare : un pour cent de la population française. Mais notre « noyé » est-il français ? Cette information s'avère finalement inutile. Restent les vêtements et la montre. S'agissant de produits haut de gamme, un espoir est permis. Les gendarmes parviennent effectivement à remonter jusqu'aux fabricants, puis à leurs principaux distributeurs, tous situés en région parisienne. L'excitation commence à saisir les enquêteurs, mais la piste se perd rapidement. Le juge d'instruction chargé d'élucider le mystère est sur les dents. Pas les siennes, non. Celles du monsieur.

C'est là que j'interviens. Avec deux co-experts également désignés par le magistrat : un anatomo-pathologiste et stomatologiste, Jean Payen, et mon ami chirurgien-dentiste, Pierre Fronty. Car notre client a un passé qui n'a pas dû laisser son dentiste indifférent : des soins à de multiples reprises, mais aussi des dents extraites. D'où cet appareil amovible qu'il porte. C'est un « stellite », avec une base fabriquée dans un acier spécial, sur laquelle sont implantées les fausses dents en résine. Un appareil d'une fabrication manifestement ancienne : les facettes en résine des incisives présentent une usure avancée qui laisse apparaître le bord métallique. Un homme au sourire d'acier ? Malheureusement, le stellite, d'excellente qualité, ne porte aucune marque permettant d'identifier le prothésiste qui l'a fabriqué.

Plus compliqué maintenant, nous tentons une évaluation de son âge, renseignement utile aux enquêteurs. Car les dents changent avec le temps. Des changements très discrets, qui restent invisibles sans une manipulation technique particulière. L'une de ses incisives est prélevée, sciée par le milieu et soigneusement polie. Puis l'autre face est lentement usée à la meule pour obtenir une tranche de dent très fine, placée ensuite entre lame et lamelle pour son observation. Qui permet de relever six critères de vieillissement dentaire. Lesquels donnent un âge compris entre cinquante et soixante ans, intervalle confirmé par l'examen des cartilages des côtes. L'usure de ses dents traduit un brossage asymétrique, plus énergique du côté gauche, caractéristique d'un gaucher. Ce qui est d'ailleurs cohérent avec le port de la montre au poignet droit.

Le juge nous ayant demandé, malgré les évidences anatomiques signalées, de déterminer le sexe de la victime, nous nous sommes exécutés. Après diverses mesures et observations du crâne et des dents, toutes compatibles avec un sexe masculin. Ce que je traduis dans le rapport à destination du magistrat par un laconique : « Conclusion à rapprocher de la présence d'organes génitaux externes de type mâle notée lors de l'autopsie. » Humour de légiste !

Un homme âgé de cinquante à soixante ans, gaucher et d'allure aisée, c'est un peu court pour une identification. Il nous faut tenter autre chose, et, pourquoi pas, un portrait-robot.

Le moins que l'on puisse dire, c'est que notre proposition ne soulève pas l'enthousiasme. Très réticent au début, le juge finit par accepter. La reconstitution de l'anatomie d'un visage à partir de la forme des os de la face et du crâne repose sur des banques de données importantes et sur plusieurs techniques possibles. Nous choisissons le dessin et les données utilisées en orthodontie et en chirurgie maxillo-faciale. Le travail aboutit à un visage large, carré, doté de lèvres fines et toniques, d'un nez de travers assez développé. Diffusés dans la presse régionale selon quatre variantes, les portraits de notre inconnu ne suscitent aucune réaction. Ce qui n'étonne guère les enquêteurs, convaincus qu'il ne s'agit pas d'un règlement de comptes local. Il faut élargir les recherches. Le juge fait donc parvenir les images de l'inconnu à l'émission de Jacques Pradel « Perdu de vue », sur TF1. Cette diffusion nationale, à une heure de grande écoute, aboutit à quelques appels téléphoniques. Dont celui d'un médium. Il prétend disposer d'informations sur la victime et demande qu'on lui apporte quelques objets lui ayant appartenu. Dans la plus grande discrétion, et avec l'accord du juge, car après tout aucune piste n'est à négliger, les gendarmes vont le consulter, avec chaussures et montre. Le médium, en pleine excitation, leur donne plusieurs pistes, dont celle d'une place luxueuse de Paris. Où siège un magasin de luxe. Déjà visité par les enquêteurs... C'est l'échec.

Commentaire du juge d'instruction : « J'en étais sûr, ces techniques expérimentales, ça ne pouvait rien donner de bon ! »

Avant d'abandonner, il décide d'explorer une dernière piste : « Ne vous vexez pas, docteur, mais il faut tout essayer. Vos dessins, c'est un peu archaïque, non ? Vous ne verrez pas d'inconvénient à ce que je confie le crâne aux spécialistes de l'IRCG ? Eux, ils font de l'anthropologie et du modelage. Ils ont déjà de beaux succès à leur actif ! ».

L'Institut de recherches criminelles de la gendarmerie est situé à Rosny-sous-Bois. Là-bas, à l'époque, les experts utilisent une autre technique, dite du « modelage direct ». On se sert pour cela d'un moulage du crâne original, sur lequel sont plantées de petites tiges en différents repères anatomiques précis : joues, menton, front, etc. Les hauteurs de ces tiges correspondent aux épaisseurs moyennes des parties molles. Il ne reste plus qu'à relier les tiges par des bandelettes pour obtenir une ébauche en relief, puis à fignoler les détails. Jusqu'à obtenir une tête sculptée.

Ce nouveau faciès est d'ailleurs très proche du premier. Preuve que les techniques employées sont d'une grande cohérence. Mais hélas, expédié à son tour sur le plateau de « Perdu de vue », ce visage bis de l'inconnu ne suscitera aucune réaction. Pour nous tous, juge, enquêteurs et spécialistes, qui avons travaillé des dizaines et des dizaines d'heures sur ce dossier afin d'identifier la victime, c'est un échec.

L'homme reste à ce jour « l'X de Dissay », une des énigmes criminelles du Poitou.

6. Ma première affaire

Elle m'est tombée dessus un dimanche matin, vers les six heures, dans le quartier pavillonnaire des Couronneries, à Poitiers. Tiré de mon lit par les policiers, je débarque dans une maison encore fumante de l'incendie. À l'intérieur, les corps des deux occupants, le mari et la femme, tous deux âgés d'une soixantaine d'années. Partout sur les chambranles de porte, des traces de sang. Dans toutes les pièces, des traces d'une fouille désordonnée. Le feu est parti de la cuisine, où une main criminelle a empilé un énorme tas d'objets avant d'y craquer une allumette. Mais le brasier escompté ne s'est pas produit, faute d'un combustible adéquat. Le feu a couvé un moment, consumant quelques vieux journaux et dégageant une épaisse fumée noire, puis il s'est étouffé et s'est éteint avant même l'arrivée des pompiers. Pour les enquêteurs, le double homicide et l'incendie volontaire sur fond de cambriolage ne font guère de doute.

Scène de crime. L'expression est peu utilisée à l'époque, les séries télé n'ont pas encore fait œuvre de pédagogie ; j'effectue mes premières constatations, alors que l'exercice m'est complètement inconnu.

Je n'ai jamais eu le plus petit début d'explication ou l'once d'une démonstration sur cette partie du métier, que l'on considère maintenant comme capitale. Je ne peux compter que sur ma curiosité, ma logique et ma rigueur pour ne pas passer à côté de l'essentiel.

La dame repose sur son lit, allongée sur le dos. Tout son corps est recouvert d'un fin dépôt de suie, mais je n'en relève pas de trace dans les narines ni la bouche. Manifestement, elle avait déjà cessé de respirer lorsque le feu a pris. Sous la pellicule grasse et noire, je distingue difficilement une petite anomalie de couleur : la peau du cou est légèrement plus rouge. Que faire ? Essuyer sur place ? Attendre l'autopsie ? Mais mes enquêteurs, eux, aimeraient certainement une réponse rapide. Parce que savoir qu'un criminel est en vadrouille, ce n'est pas rassurant. Je me décide et fais un saut dans l'inconnu : j'essuie la peau. Là, je découvre, très nettes, les traces d'une strangulation. Le criminel a tellement serré que le larynx est manifestement déformé, broyé.
— Vous voyez, là, les traces...
Je suis parti dans une description que je connais bien pour l'avoir apprise consciencieusement, celle de la strangulation criminelle. Histoire de me détendre un peu.

L'homme gît sur le sol du salon, les narines et la bouche encombrées de suie. Il est pieds nus, la plante des pieds noircie de suie. Un dépôt noir appuyé, comme pour faire l'empreinte de son pied. Ce gars-là a marché sur le sol noirci par les suies. Il a respiré ces suies. Il était donc vivant pendant l'incendie. Il me semble voir, sur l'un de ses deux poignets, ce qui pourrait être des entailles. Je regarde d'un peu plus près.

Même problème que pour madame : la suie cache les indices. Cette fois-ci j'ai moins d'hésitation. J'essuie. Ce sont bien des plaies. Il y en a deux sortes. Quelques-unes très superficielles, peu appuyées, me font penser à des sortes d'essai. D'autres sont des entailles franches. Il est bien rare qu'un criminel se livre à ce genre de tâtonnement. Pour en avoir le cœur net, je demande aux policiers de chercher une lame ensanglantée bien coupante. Style lame de rasoir. Je n'ai pas le souvenir d'avoir vu un tel objet au cours de ma visite des lieux.

Recherche vaine. Même dans la cuisine. Sauf que nous n'avons pas exploré le fatras. Qui manifestement cache des traînées de sang. Je suggère de regarder sous l'empilement. Entre journaux et sol. Gagné. Une lame Gillette classique, pas du tout le modèle jetable, non. Celui qui vous balafre le visage le matin, à vos débuts, faute d'expérience. Je parie qu'on y trouvera les empreintes de monsieur. Car j'envisage très sérieusement une nouvelle hypothèse : monsieur a étranglé madame puis s'est suicidé. La tête des enquêteurs...

Pour tenter de contrarier cette dérangeante idée, le responsable des investigations déroule ses arguments : ces gens ne sont pas connus pour être dépressifs et ils rentraient tout juste de vacances. Au passage, il précise que le monsieur était diabétique et sous traitement par sulfamides hypoglycémiants. Ah... Pas besoin de consulter le Vidal. Je connais les effets secondaires de ce genre de médicament en cas de surdosage. Des problèmes psychiatriques graves ont été observés et très bien décrits dans la littérature médicale, avec des comportements délirants et des bouffées d'agressivité liés à la chute du taux de sucre dans le sang. Je précise donc qu'un dosage de toxiques sur le corps de monsieur sera nécessaire avant toute conclusion médicolégale.

Quatorze heures, en salle d'autopsie. C'est journée continue. Surtout c'est ma première autopsie. Et quelle première : un doublé ! Tout seul, sans patron pour me diriger et corriger les erreurs. C'est dire la pression, d'autant plus que mes enquêteurs restent persuadés que le jeune légiste divague avec son hypothèse. D'ailleurs ce n'est pas la leur...

Je commence par madame, et confirme la fracture du larynx accompagnée d'un hématome, signe indiscutable de la strangulation. Les voies respiratoires ne comportent pas la moindre particule de suie, confirmant l'hypothèse de la mort avant l'incendie.

Il en est tout autrement pour monsieur, qui a inhalé de fortes quantités de fumées, ce qui a entraîné la mort par asphyxie. Les plaies au poignet qui ont laissé tant de traces sanglantes dans la maison n'ont joué aucun rôle : il n'y a là aucune plaie artérielle et les veines atteintes sont de petit calibre. De quoi envoyer aux urgences psychiatriques, mais pas de quoi tuer. Quant aux analyses sanguines, le taux de monoxyde de carbone est mortel. Preuve qu'il est bien mort d'asphyxie. Mais surtout, elles montrent des taux anormalement élevés de sulfamides hypoglycémiants. De quoi expliquer une bouffée de violence incontrôlée.

7. Un drôle d'homicide

Il fait beau, la route est agréable et je ne boude pas mon plaisir en parcourant la campagne. En vingt ans, j'ai sillonné le département de la Vienne en tous sens. Je suis allé partout, de jour comme de nuit, sous la pluie ou le soleil. Mais je ne me lasse pas de ces paysages qui défilent devant mes yeux. J'en oublie le travail en retard qui s'accumule sur mon bureau. Mais les dossiers attendront encore un peu. Il y a là-bas, quelque part dans un coin reculé du pays, dans un endroit où je n'ai encore jamais mis les pieds, un mort qui m'attend.

Le métier de légiste s'accorde mal avec la planification. Les cadavres manquent singulièrement de savoir-vivre. Ils déboulent dans votre emploi du temps sans prendre rendez-vous. Alors, il faut faire avec. Ce matin, par exemple, j'avais un planning bourré à craquer, à l'image de la semaine, avec son paquet de rapports en retard, les cours à préparer, les gens à voir. La journée avait commencé comme toutes les autres, avec le cirque habituel. Alors que je devais déjà partir au travail, les enfants n'étaient toujours pas prêts. Malgré les exhortations de sa mère, le plus grand n'en finissait pas de préparer son sac pour la maternelle. Son cadet était scotché devant Dora, son héroïne préférée de dessin animé. Quant au plus petit, il braillait à l'autre bout de la maison pour une raison que j'ignorais et que je me préparais à approfondir, lorsque le téléphone a sonné.

— Bonjour, docteur. Maréchal des logis-chef Talon, de la brigade territoriale de Monts-sur-Guesnes.

Cette présentation standard, je l'ai entendue des centaines de fois. Toujours la même forme empreinte de respect, la même énergie. C'est tout juste si l'on n'entend pas à la fin un léger claquement de talons. Je savais aussi ce qu'elle annonçait.

— Voilà, il faudrait que vous veniez sur place, on a un crime. Des gitans ont pendu un gars derrière sa voiture.

Certes le cas était original, mais dans ma tête j'ai vu toute l'organisation de la journée qui s'effondrait. J'ai d'abord essayé l'esquive, en expliquant donc à mon correspondant que j'étais débordé, et qu'il vaudrait mieux appeler ma collègue du Samu de Châtellerault. Laquelle se trouve d'ailleurs plus proche des lieux du crime. Nicole est un jeune médecin très compétent que j'ai formé à la médecine légale. Elle vole de ses propres ailes depuis quelques mois. Si elle manque encore d'expérience, elle fait déjà preuve d'un grand professionnalisme.

— Ah bon. Si vous voulez, docteur. Mais je n'ai pas ses coordonnées.

C'est curieux, ça. À croire que toute la maréchaussée du département ne connaît qu'un numéro de téléphone, le mien. J'ai donc suggéré au gendarme, dont la voix exprimait un profond désappointement, d'appeler ma secrétaire – dont ils ont aussi le numéro. Laquelle se ferait un devoir de les renseigner, et j'ai raccroché.

À peine le temps de replonger dans le tourbillon domestique, et rebelote. La sonnerie. Au bout du fil, Sophie, ma fidèle secrétaire :

— Bonjour, docteur, c'est pour cette affaire de Monts-sur-Guesnes. Je viens d'avoir Nicole au téléphone. Elle ne sent pas le truc et vraiment elle préférerait que vous y alliez. Et puis le procureur va se rendre sur place, il veut vous voir.

Coincé. J'ai demandé à Sophie de préparer le matériel, d'annuler mes rendez-vous et de prévenir les gendarmes de notre arrivée. Car, bien entendu, elle m'accompagne. Cela fait plus de dix ans qu'elle est de presque tous les coups durs, et sa présence à mes côtés est une aide précieuse.

Un passage rapide à la crèche pour déposer le petit, puis direction le CHU. Lorsque je suis arrivé, tout était prêt. Mon sac à dos, indispensable pour transporter le minimum de choses en terrain accidenté. Quand il faut descendre en rappel pour faire les premières constatations au pied d'une falaise, mieux vaut ne pas avoir à trimballer une valise. Dans mon sac, un appareil photo numérique, de quoi prendre des notes, des gants, un calot, un masque, une combinaison blanche et des surbottes. J'emporte également de quoi faire des prélèvements – sachets, bocaux stériles, seringues – et une petite bouteille d'eau, sans oublier des barres de céréales, au cas où les choses traîneraient en longueur. Sophie avait également préparé la valise complète pour les levées de corps. Thermomètre pour prendre la température du corps, loupes, pinces spéciales, sacs et sachets pour les échantillons, tenues de protection supplémentaires, tout y est. Nous avons chargé la caisse « habillement », qui contient des chaussures de sécurité et des tenues complètes de rechange. Nous voilà partis.

Après une heure de route paisible, nous arrivons à la gendarmerie. Surprise. Il y a du monde. D'ordinaire, pour une affaire criminelle, deux ou trois véhicules sont sur place. Cette fois, j'en compte neuf. Dans les locaux, la densité d'uniformes au mètre carré est exceptionnelle. Impossible de compter toutes les barrettes qui brillent sur les épaulettes tant il y en a. Même le commandant de groupement a fait le déplacement. Manifestement, la maréchaussée a sorti le grand jeu.

— Ah, bonjour, docteur, merci d'être venu. On va vous conduire.

Nous repartons derrière une voiture bleue qui nous sert de guide. Cette fois, nous nous enfonçons dans la campagne profonde par des routes sinueuses, jusqu'à un chemin forestier. Quelques centaines de mètres plus loin, un petit groupe de bâtiments annonce la fin de la promenade. La vaste cour, délimitée par quelques hangars agricoles aux toits en tôle ondulée, d'anciennes maisons en pierre du pays à l'état de ruine et quelques dépendances, est remplie de véhicules de gendarmerie. Deux des trois brigades de recherche du département, celles de Poitiers et de Châtellerault, sont sur place. Avec les spécialistes de l'identification criminelle et les militaires des brigades avoisinantes, ça fait du monde. Je prends le temps de saluer quelques visages connus, et je me dirige vers le ruban jaune marqué « Gendarmerie nationale – zone interdite » tendu en travers de la cour. Précaution bien inutile, vu l'endroit. Le badaud est rare en sous-bois, et les journalistes ne sont pas encore au courant. Le travail des enquêteurs va donc pouvoir se faire en toute quiétude. Nous sommes entre nous.

J'aperçois, au-delà du ruban, les petits chevalets jaunes portant de gros numéros noirs qui marquent les indices au sol. Les spécialistes de la scène de crime sont à l'œuvre. Ils relèvent méticuleusement toutes les traces de pneus visibles dans la terre argileuse et encore humide des pluies de ces derniers jours. Derrière la ligne jaune s'étend une vaste prairie couverte d'herbes basses, limitée au fond par une haie sombre, à quatre ou cinq cents mètres. À cette distance, impossible de distinguer nettement les choses. J'aperçois un groupe de silhouettes qui s'activent autour de ce qui pourrait être une voiture.

J'en suis à cette première inspection visuelle des lieux lorsqu'un sous-officier s'approche et se présente :

— Bonjour, docteur, adjudant-chef Masson, directeur d'enquête. On est sur un gros coup.

Le gendarme me fait rapidement un résumé de la situation : un homme a été découvert mort peu avant neuf heures ce matin. Il gisait au sol, au bout d'une corde passée autour de son cou et attachée au parechocs arrière de sa voiture. Le corps a été traîné sur quelques centaines de mètres avant que le véhicule ne soit stoppé par un épais fourré de ronces. D'après les premières investigations, menées tambour battant, la victime a téléphoné à son épouse à huit heures dix, pour lui expliquer qu'il avait des problèmes avec des manouches et qu'il fallait prévenir son entreprise. Le gars travaillait pour une société spécialisée dans l'entretien des parcs et jardins. Il devait faire de l'élagage dans cette propriété, avec son équipe. Ce sont d'ailleurs les salariés de l'équipe qui ont découvert le corps, en arrivant une demi-heure plus tard ; ils ont aussitôt prévenu les gendarmes. La chasse aux manouches est lancée, une trentaine d'hommes se sont lancés à la poursuite des meurtriers, avec le renfort d'un hélicoptère.

Le directeur d'enquête termine son topo lorsqu'arrive Nicole, ma collègue du Samu.

— Tiens ? Vous êtes là ? Je croyais que vous ne vouliez pas venir ?

— Non, je ne voulais pas. Mais je veux voir.

Ma foi, pourquoi pas. C'est toujours une bonne occasion de parfaire la formation. Je l'invite donc à nous accompagner et nous franchissons le ruban jaune. Chemin faisant, le gendarme me montre les traces de roues laissées par la voiture.

— Là, plusieurs manœuvres. Marche avant, marche arrière, encore marche avant, marche arrière. Et là, ils sont partis directement.

Ils, sous-entendu les manouches, bien sûr.

Les herbes ont parfaitement enregistré les événements. La trace bien large laissée par le corps et celles, plus étroites et parfaitement parallèles, des roues du véhicule. Dix mètres plus loin, le gendarme désigne un autre chevalet jaune.

— Là, docteur, on a trouvé son téléphone portable.

Enfin, nous arrivons près de la voiture, une vieille fourgonnette entourée d'une nuée d'uniformes. Un peu en retrait de cette agitation, un homme en civil me fait un petit signe. J'identifie aisément le procureur-adjoint, qui supervise les opérations.

Le temps de serrer toutes les mains, habitude à laquelle je suis très attaché, je peux aller jeter le premier regard à mon client. Le bonhomme est effectivement pendu derrière la voiture, au bout d'une corde de plusieurs mètres. Il est allongé sur le dos, le visage violacé par la strangulation, pieds et mains liés. Une cordelette plastique blanche est passée autour de ses poignets, tandis que les chevilles sont maintenues par une grosse corde torsadée. Ses habits de travail portent des traces du frottement, stigmates de son supplice.

Le type n'est pas très vieux, sans doute entre trente et quarante ans, de taille moyenne mais de corpulence athlétique. Il porte des gants qui protègent des mains énormes. De la vraie paluche de bûcheron en forme de battoir.

Je ne touche à rien, ce n'est pas encore le moment. Je m'imprègne de la scène. Pour terminer ce premier survol, j'examine la voiture. Le hayon arrière est resté grand ouvert. Sur le plancher de tôle, le fatras d'outils que l'on s'attend à trouver : pelles, râteaux, bêches, sarclettes, serpettes. Le tout maculé de terre. Pas de traces de sang, pas d'objet suspect, rien que de l'ordinaire. Je fais le tour. Tout l'avant de la fourgonnette est engagé dans un épais roncier, les deux portières, côté conducteur comme côté passager, sont fermées. J'interroge les gendarmes.

— Personne n'a touché à rien ?

— A` rien, docteur, m'assure le directeur d'enquête.

On vous attendait

— Je peux jeter un œil ?

Je préfère toujours demander la permission, plutôt que de perturber une scène de crime et de gêner le travail des enquêteurs.

— Allez-y, mais faites attention à ne pas mettre vos empreintes. On n'a pas fini les relevés.

Je regarde donc par la fenêtre côté conducteur. Là encore, rien de spécial, si ce n'est la présence d'un bâton sur le plancher du véhicule, près des pédales. Un morceau de branche, sans doute du noisetier, d'environ soixante-dix centimètres de long, qui n'a rien à faire là. Je me dis que pour conduire avec ça dans les pattes, ça ne doit pas être facile. Mais presque aussitôt, des flashs font irruption dans mon esprit, dans une association étonnante : bâton, fusil de chasse, suicide. Puis les images disparaissent, me laissant dubitatif. Je m'entends redemander à la cantonade si personne n'a vraiment touché à rien.

— Les gars qui ont découvert le corps ont juste regardé dans la voiture, assure l'un des gendarmes arrivé parmi les premiers sur les lieux.

— Ils n'ont pas ouvert les portières ?

— Non, non, ils sont formels.

J'enregistre...

Mes images reviennent, me rappellent ces candidats au suicide qui optent pour le fusil de chasse et se trouvent parfois confrontés à une difficulté technique : une fois le canon calé sous leur menton, ils ont les bras trop courts pour atteindre la détente. Certaines armes, en particulier celles destinées à la chasse au canard, ont un canon très long, ce qui met la détente hors d'atteinte. Ils doivent alors avoir recours à une « aide », une rallonge, petit morceau de bois, stylo, bout de tube, etc. Je ne dis rien, me contentant de noter mentalement cette image. Il est temps de passer à la suite des opérations.

Je donne le feu vert aux gendarmes spécialistes des scènes de crime, qui attendent patiemment dans leurs combinaisons blanches, leurs valises posées à leurs pieds. À eux la voiture, pour la recherche de traces, indices, empreintes de toutes sortes. À moi le corps.

À ce stade, j'ai le choix entre deux solutions. Je peux ordonner le transport du cadavre au CHU. Ce qui présente l'avantage de conditions de travail idéales, mais aussi le risque de perdre des indices ou de rajouter des traces suspectes lors des manipulations. Il faut parfois s'y résoudre, lorsqu'il pleut des cordes, ou si les lieux présentent des risques particuliers. Mais cette fois, rien de tout ça. Il fait beau, le site est vaste et aéré, sans voisinage gênant, la luminosité est parfaite. Je décide donc de faire une levée de corps complète avec un examen externe sur place.

Avant de me préparer, je retourne sur mes pas, jusqu'au départ supposé de l'action, dans la cour. Les gendarmes se sont tous arrêtés et me regardent, en silence. Ils se demandent ce que je suis en train de faire. Je serais bien en peine de le leur expliquer, mais j'ai besoin d'effectuer ce détour, de visualiser encore les trajectoires de la voiture et du corps, inscrites dans l'herbe couchée et comme tirées au cordeau. Plongé dans mes pensées, j'entends la voix de Sophie, ma secrétaire :

— Il y a quelque chose qui cloche ? Je ne vous sens pas.

— C'est bizarre, cette affaire. Quand on veut jouer avec quelqu'un de cette façon, on l'attache par les pieds, pas par le cou, si on veut faire durer le plaisir. Et puis, on ne se contente pas de le traîner tout droit sur trois cents mètres. On le promène, on fait des ronds, on l'envoie dans les haies... Ici, il y a toute la place pour un vrai rodéo. Comme dans les films de cow-boys, vous savez, le gars tiré derrière le cheval...

Sophie ouvre de grands yeux en m'écoutant. Elle a beau me pratiquer depuis plus de dix ans, j'arrive encore à la surprendre. Cette fois, je ne suis pas certain que ce soit dans le bon sens du terme. Tant pis.

Je repars vers mon client, qui attend la suite. J'en profite pour refaire un examen des traces, qui ne m'apprennent rien d'autre. Lorsque j'arrive à la fourgonnette, l'un des gendarmes tient entre ses doigts gantés le fameux bâton. Je m'approche. Curieux. L'une de ses extrémités a une encoche en forme de V.

Cette fois, à moi de jouer. Ma secrétaire et moi nous équipons complètement. Tous ceux qui nous aideront à manipuler le corps font de même. Pas question de laisser la moindre trace étrangère à l'enquête, surtout pas notre ADN, cela ne ferait que brouiller les pistes. Pendant que j'enfile ma combinaison, le directeur d'enquête me refait le point. Ses hommes ont interrogé la femme de la victime, vérifié les horaires des uns et des autres et confirment le scénario de l'agression.

Je commence par l'étude des nœuds sur les liens. Ils peuvent nous apprendre beaucoup de choses. D'abord parce que celui qui les a faits a laissé son ADN dessus.

À moins de porter des gants, la rugosité de la corde arrache toujours quelques cellules de l'épiderme. La façon de les nouer est également intéressante. C'est pour cela qu'on ne les défait jamais lors de l'examen du corps. On coupe les liens de part et d'autre, de façon à conserver le nœud intact.

Je coupe donc la boucle qui entoure le pare-chocs, je la glisse avec son nœud dans un sac en papier pour éviter toute condensation. Dans un sac plastique, l'ADN serait dégradé par l'humidité.

Puis je passe aux mains et à leurs liens. En regardant de très près, je note qu'ils ne sont pas serrés. Il reste un bon centimètre d'espace libre entre les poignets. J'ai beau chercher, je ne vois rien qui pourrait ressembler à un nœud. Peut-être est-il caché derrière les poignets. La seule façon de le savoir, c'est de couper. Un coup de ciseaux, clac. Je récupère la ficelle. Pas de nœud. Les poignets étaient simplement entourés de boucles.

À chaque étape, je prends quelques clichés, accompagné par le photographe de l'identité judiciaire. J'en fais autant avec la cordelette une fois sectionnée, posée sur une planchette avec des repères gradués.

L'absence de nœud renforce mon impression première. Décidément quelque chose ne colle pas dans cette histoire d'homicide. Je me penche sur les mains du type, à la recherche de blessures de défense. On peut imaginer qu'en tentant de résister à ses agresseurs, l'homme ait donné et reçu des coups sur les mains. Cependant, avec les gants, il y a peu de chances de trouver des traces. Je découpe prudemment le cuir pour scruter la peau bleue : pas une seule égratignure. Passons aux chevilles. Cette fois, un nœud est bien visible, sur le dessus de la cheville droite. Là encore, les liens ne sont pas serrés, avec au moins cinq centimètres d'espace libre entre les pieds. Un coup de ciseaux, j'ôte la corde. Nouvelle surprise : le nœud visible est un nœud coulant qui enserre uniquement la cheville droite. Le reste de la corde passe en boucle simple autour de la cheville gauche.

Je me relève, j'abaisse le masque chirurgical qui me couvre le bas du visage, histoire de prendre un peu l'air, et je me dirige vers le directeur d'enquête.

— Alors, docteur ?

Un court silence, histoire de ménager mes effets.

— Votre meurtre, c'est un suicide.

Silence total dans les rangs gendarmesques frappés de stupeur. Puis une voix murmure dans mon dos :

— Qu'est-ce qu'il a bu, le docteur, ce matin ?

La petite phrase déride l'assemblée, qui bruisse d'une rumeur sourde de désapprobation. Le procureur-adjoint lâche un dubitatif « C'est une piste intéressante », qui a le don de ranimer le directeur d'enquête, scotché sur place.

— Qu'est-ce qui vous fait dire ça ?

Il est trop tôt pour argumenter. Je lui propose donc de poursuivre les opérations et de lui en dire plus après l'examen complet du corps.

Ma secrétaire étend un drap le long du cadavre, et j'attaque les vêtements, épaisseur par épaisseur, à l'aide de gros ciseaux. Lorsque j'ai terminé, le corps nu repose sur ses habits ouverts par-devant. Fort de cette méthode, j'évite toute pollution du corps et, surtout, je ne lui impose aucun mouvement supplémentaire. Avec la rigidité cadavérique qui s'installe, un déshabillage normal imposerait des actions énergiques sur les membres. Mouvements qui laisseraient nécessairement des marques, au risque de les confondre ensuite avec celles de l'agression.

L'examen renforce mon sentiment : en dehors de quelques griffures au visage et sur les avant-bras, causées par le frottement du corps sur le sol, il n'existe aucune trace suspecte. Pas d'hématome, pas de plaie. Il faudrait donc imaginer que ce type se soit laissé attacher sans tenter le moindre geste de défense. Dur à avaler. Pour en avoir le cœur net, je retourne vers le directeur d'enquête.

— Il est connu de vos services, le bonhomme ?

— Juste pour quelques bagarres. Il a le coup de poing facile.

Baraqué et bagarreur, pas vraiment le profil du type qui se laisse faire sans broncher.

Passons à l'autre face. Avec l'aide de quelques hommes en tenue, je retourne la victime qui se retrouve allongée sur le drap, à l'abri d'une contamination extérieure. Toujours aucun signe de coup. Ce qui me conforte dans mon opinion. Il ne me reste plus qu'à examiner le nœud de pendaison. Pas facile, tellement la corde s'est incrustée dans les chairs. Je dois travailler au bistouri, sectionner le lien à l'opposé du nœud sans couper la peau. J'extrais un superbe nœud coulant de bonne facture, qui a d'ailleurs parfaitement rempli son office en étranglant le sujet sans coup férir.

— Alors, docteur ? me demande le magistrat.

— Je peux vous affirmer qu'il est mort. Petits rires nerveux dans l'assistance.

— Et à part ça ?

— Je persiste. Pour moi, c'est un suicide, ce n'est pas un meurtre. Votre bonhomme est un costaud, il n'hésite pas à faire le coup de poing. Je ne vois pas pourquoi il se laisserait gentiment attacher, sans se défendre. Autre élément, pas de nœuds aux poignets, un simple nœud coulissant sur une cheville. Et cette trajectoire toute droite dans l'herbe, pour terminer dans la haie ? Ça ne colle pas. Le gars qui s'amuse à ce genre de sport ne prend pas le volant pour si peu. Il va faire des huit, des ronds, des courbes. En évitant de se foutre dans le décor à la fin.

Le procureur écoute, puis lâche dans un soupir :

— Eh bien, il va falloir décider les gendarmes. Parce que pour eux, c'est un homicide.

Tous autour de lui opinent du chef. C'est à ce moment-là que des bruits dans mon estomac me rappellent à l'ordre. Non sans raison : il est bientôt quinze heures. Le directeur d'enquête lance un appel à la cantonade. « Notre légiste a faim. Est-ce que les sandwichs sont arrivés ? » Nous regagnons les bâtiments, le temps de nous restaurer grâce à l'intendance de la gendarmerie, d'une redoutable efficacité. Il y a même du café chaud dans des thermos. Nous en profitons, avec le directeur d'enquête et le procureur, pour reprendre point par point l'ensemble des éléments de la matinée. Une fois le café avalé, nous refaisons, mètre par mètre, le parcours de la voiture, de son point de départ supposé, dans la cour, jusqu'à la haie. Nous demandons même à l'équipe de l'identification criminelle de nous montrer toutes les photos prises à leur arrivée sur place. Miracle du numérique, il suffit au gendarme de connecter son appareil à un ordinateur portable pour nous passer sur grand écran les images initiales. Nous avons même celles de l'hélico qui a survolé la scène de crime. Pour ce qui me concerne, j'en arrive toujours à la même conclusion. Pas de traces de violence, pas de liens efficaces, un mystérieux bâton.

— Je reste sur mon hypothèse, monsieur le procureur. Je n'ai aucun élément qui me fasse dire que c'est un meurtre. Même si l'ensemble est très bizarre...

— Mais, docteur, ce n'est pas possible, comment voulez-vous qu'il ait mis la voiture en route ?

— Je vous donne mon avis de légiste. Maintenant, c'est à vous de trouver comment il a pu faire. Au fait, vous avez des nouvelles de vos manouches ? Parce que pour l'instant ils ont bon dos... D'ailleurs, entre gitans et manouches, il va falloir choisir. Ils sont susceptibles et n'aiment pas qu'on les confonde...

— Heu, non, aucune trace. C'est un peu embêtant, d'ailleurs. Personne ne les a vus, même pas les ouvriers qui venaient travailler et qui ont découvert la victime. En revanche, du matériel a disparu. D'après les collègues de la victime, une tronçonneuse et une débroussailleuse. Volatilisées. On ne les a pas retrouvées.

Dans l'esprit des gendarmes, ce vol de matériel constitue un mobile. Ténu, certes, mais un mobile quand même. Je fais part de mes doutes au magistrat.

— Elles sont peut-être ailleurs. Si mon hypothèse est bonne, notre homme a dû sérieusement les planquer.

Silence réprobateur de mon interlocuteur.

— Bon, docteur, on arrête là ? Vous pouvez l'évacuer.

Il ne reste plus qu'à emballer le corps dans une housse, à sceller la fermeture et à la confier aux employés des pompes funèbres réquisitionnés par les gendarmes. Il est seize heures lorsque Sophie et moi reprenons la route, direction le CHU.

Je fais un court passage dans mon bureau, le temps de transférer mes photos sur mon ordinateur et de les visionner. J'ai beau regarder les images de la scène du crime, je ne vois pas d'autres explications que celle du suicide. Il est temps pour moi de filer à la crèche récupérer le petit dernier, qui me fait la gueule. Il voulait que ce soit maman qui vienne le chercher. L'ingratitude des enfants...

Le lendemain matin, il y a foule dans mon service. C'est une affluence tout à fait inhabituelle pour une autopsie. Les gendarmes, intrigués par mes propos de la veille, sont venus en force. Au lieu de l'officier de police judiciaire qui assiste d'ordinaire à l'opération, notant dans son ordinateur les constatations du légiste, et de ses deux habituels collègues, ils sont plus d'une quinzaine à se presser à l'entrée de la salle.

— Docteur, on a amené les jeunes en formation à Châtellerault. C'est un cas d'école, non ?

Je perçois bien la note d'humour... Tous attendent que le légiste se plante.

Ma secrétaire, Sophie, Nicole, ma collègue de Châtellerault, et un autre médecin en formation sont également présents. Tout le monde est en tenue chirurgicale. Au mur, les radiographies de la victime sont accrochées sur le panneau lumineux du négatoscope. Elles ont été faites dans le service de radiologie, dans le calme du petit matin, afin d'éviter les mauvaises rencontres avec les malades. Pour cette opération, le corps n'est pas sorti de la housse scellée.

Je fais toujours faire des radios des corps, à défaut du scanner que je souhaiterais (pour l'instant, cette technique est réservée aux vivants et les radiologues n'imaginent même pas deux secondes d'introduire un corps mort dans leur salle immaculée). À la recherche d'éventuels corps étrangers ou des fractures qui auraient pu nous échapper lors de l'examen externe. On ne sait jamais, il existe dans les archives de la médecine légale quelques exemples d'affaires criminelles extraordinaires, de décès a priori sans cause externe. Comme cet homme retrouvé mort et apparemment intact, tué d'une décharge de fusil de chasse dont le canon avait été introduit... dans le rectum.

Les clichés de mon pendu ne montrent aucune anomalie. Je m'y attendais mais je reste vigilant : malgré mon hypothèse, il est hors de question de passer à côté d'un homicide... Nous pouvons entrer dans le vif du sujet avec un objectif précis : rechercher des traces de violence qui seraient passées inaperçues.

Après un rapide réexamen externe, le corps est mis sur le ventre. Je procède à l'ouverture de la peau de la nuque au sacrum, puis je décolle la peau du dos jusqu'aux limites des flancs afin de rechercher des ecchymoses qui pourraient ne pas être visibles en surface. Il y a peu de graisse, le gaillard est bien bâti, les muscles luisent sous la lumière, intacts. Photographies : l'absence de lésion est un élément important dont il faut garder la preuve.

Après une fermeture rapide de l'incision, mon patient est remis sur le dos. Incision longitudinale, du poignet au creux de l'aisselle, décollement du derme, les pans de peau sont écartés de chaque côté du coup de bistouri. Rien à signaler. Je passe à l'incision principale, du menton au pubis. Première inspection, la recherche de traces de coups sous le tissu graisseux, sur les muscles des côtes ou de l'abdomen ne donne rien. Rien non plus du côté des bourses. Je procède alors à l'ouverture de la cavité abdominale et à l'examen des organes. Estomac, foie, rate, pancréas, reins sont pesés et disséqués, des prélèvements systématiques sont faits pour l'analyse anatomo-pathologique, l'« anapath », en langage médico-légal. Il s'agit de détecter des signes de maladies qui auraient pu influer sur le cours des événements. On trouve parfois chez des suicidés un cancer caché à l'entourage qui explique le geste de désespoir. Les intestins font également l'objet du même traitement, avec une ouverture longitudinale complète et souvent laborieuse des mètres de tripes pour en vérifier l'intérieur. Rien à signaler.

Sophie note mes commentaires. Lesquels sont, ce jour-là, réduits à un seul mot, répété inlassablement à l'examen de chaque organe : « normal ». L'officier de police judiciaire (l'OPJ dans le langage commun) tapote sur son clavier d'ordinateur, dont le cliquetis fait écho aux tintements métalliques de mes instruments. En bruit de fond, le ronron du moteur d'aspiration de l'air installé sous la table d'autopsie. Grâce à cet astucieux système mis en place récemment, les émanations morbides sont évacuées vers un filtre spécial avant que l'air ne soit rejeté à l'extérieur. Malgré cela, face à certains corps putréfiés, l'atmosphère reste quand même assez éloignée de celle des alpages.

Continuons. Je passe à la cavité thoracique en découpant le plastron costal. Les poumons sont lourds, pleins d'une sorte de mousse blanchâtre, signe de l'œdème pulmonaire souvent associé à la mort par pendaison ou strangulation. Le cœur ne présente pas d'anomalie. La dissection du cou montre elle aussi les stigmates classiques de la pendaison : empreinte superficielle de la corde en surface, ecchymoses profondes sur le trajet correspondant. Pour éliminer toute éventualité d'un coup porté sur la bouche, je vérifie qu'aucun hématome n'est présent sur la face interne des lèvres. Je tire la lèvre inférieure vers le bas. « Normal. » Je soulève la lèvre supérieure et je laisse échapper un « Ah ». Tous se précipitent, s'attendant enfin à voir les traces d'un coup. Mais ils ne voient rien. Et pour cause : la mince fibre blanche coincée entre deux dents, de huit à dix millimètres de long, à peine plus épaisse qu'un cheveu, est quasi invisible. Sans le scialytique et son éclairage chirurgical intense qui m'éblouit parfois, je ne l'aurais pas vue. Je l'extrais avec une pince et la ramène sous la lumière. Ce fragment a toutes les caractéristiques de la cordelette qui a servi à lier les mains du mort. Voilà un élément capital que je donne immédiatement à l'OPJ pour le placer sous scellés. Il pourrait bien étayer l'hypothèse du suicide, en prouvant que le mort s'est aidé de ses dents pour attacher le lien autour de ses poignets. Malheureusement, cette pièce à conviction sera mystérieusement égarée avant son exploitation par les scientifiques. Cela arrive rarement. Mais cela arrive. Heureusement il restera sa photographie.

Pour terminer, la boîte crânienne. J'incise le cuir chevelu d'une oreille à l'autre en passant par le haut de la tête, puis je décolle le scalp. Le geste s'accompagne d'un bruit caractéristique de papier que l'on déchire. L'ambiance est devenue très tendue dans la salle ; je lève la tête, je suspends mon geste et ne peux résister.

— Voilà, dans cette affaire, on vous a parlé de rodéo. Les rodéos, ça fait penser aux cow-boys et forcément aux Indiens. À propos, vous savez la différence entre les Indiens et les légistes ?

Silence dans les rangs. Personne ne se risque à une hypothèse.

— Eh bien, la différence, c'est l'incision. Les Indiens, eux, font une incision horizontale. Ils décollent le scalp complètement puis ils partent avec le trophée. Le légiste, lui, fait une incision verticale. Et surtout, il remet tout à sa place.

Quelques rires fusent, les conversations reprennent et brutalement l'atmosphère se détend. L'humour est une forme d'aide psychologique. Objectif atteint.

J'examine la face interne du cuir chevelu : aucune trace de coup. Puis j'ouvre la boîte crânienne avec une scie circulaire oscillante, du type de celles que l'on utilise pour scier les plâtres. Le cerveau est extrait, pesé, étudié sans qu'aucun signe de traumatisme cérébral ne soit visible. Pour moi, c'est terminé. Il ne reste plus qu'à refermer. Une tâche qui incombe à l'agent d'amphithéâtre[5], formé pour cela. Ce qu'il reste des organes est mis dans un sac étanche soigneusement ligaturé et glissé dans la cavité abdominale. Quelques rembourrages sont parfois nécessaires avant de refermer l'incision par un point de suture spécialement étudié pour préserver l'étanchéité. La calotte crânienne est recollée, la peau du crâne recousue à son tour. Il ne reste plus qu'à habiller convenablement le corps avec les vêtements propres fournis par la famille et à le maquiller un peu pour lui redonner une carnation de peau plus naturelle.

Pendant ce temps, je rédige rapidement mes conclusions provisoires : aucune trace de violence, pas de traces de défense. Je maintiens donc que l'hypothèse la plus probable reste celle d'un suicide maquillé en homicide. Je termine en laissant aux enquêteurs le soin d'établir le scénario exact des événements.

Si ma tâche est terminée, je n'en reste pas moins attentif à la suite de l'enquête. Les informations récoltées par les gendarmes dans les semaines qui suivent ne sont pas pour me déplaire. On apprend par

---

[5] L'origine de cette expression remonte aux débuts des facultés de médecine, lorsque les salles réservées aux travaux pratiques d'anatomie étaient de véritables amphithéâtres, formant un rond complet étroit mais très haut. Les gradins permettaient de voir la dissection des corps de dessus, dans les meilleures conditions. L'agent qui préparait les corps s'appelait agent d'amphithéâtre. Par extension, ce terme a ensuite désigné la personne qui, dans les morgues et les instituts de médecine légale, assure des soins post mortem, accueille et informe les familles et l'entourage du défunt, aide le médecin légiste lors des autopsies.

exemple que l'homme était déprimé, qu'il s'était fortement endetté pour acheter un immeuble, quelques mois auparavant, que son emprunt était couvert par un contrat d'assurance décès. Les manouches mis en cause par la victime dans son dernier appel téléphonique restent introuvables. Quant au fameux mobile, le vol de la tronçonneuse et de la débroussailleuse, il s'est évaporé : les outils ont été retrouvés sur les lieux du drame, bien cachés sous un épais roncier derrière l'un des hangars. Enfin, les vérifications entreprises ont confirmé les horaires : à huit heures dix, le coup de fil de la victime à sa femme. À huit heures quarante, la découverte du corps par ses collègues. Ce qui fait moins de trente minutes à de supposés agresseurs pour tout faire et s'en aller sans croiser l'équipe d'ouvriers. Difficile à imaginer.

Les spécialistes de l'identité judiciaire ont relevé les empreintes digitales présentes sur la voiture. Ils ont analysé les ADN trouvés sur les cordes et sur le bâton. Tous les résultats de ces recherches ont désigné un seul et même individu : la victime.

Progressivement, le doute s'est infiltré dans l'esprit de certains enquêteurs. Au point que leur équipe s'est scindée en deux clans, les pro et les anti-Sapanet. Pour trancher, les gendarmes décident donc d'organiser une « remise en situation » (opération qui se déroule, à la différence d'une reconstitution criminelle, en absence de l'auteur présumé des faits). Le jour de la remise en situation, tout le monde est là.

La fourgonnette a été ramenée sur les lieux, après avoir été confiée à un expert. Lequel a constaté que la direction ne souffrait d'aucune anomalie et que le ralenti avait été réglé à haut régime. Une pratique courante chez les forestiers, pour se déplacer à petite vitesse sur les mauvais chemins et mener leur inspection sans fatiguer l'embrayage. De ce fait, même lorsque l'embrayage est lâché brutalement, la voiture ne cale pas. Détail qui va avoir son importance.

Première question : est-ce que la voiture abandonnée à elle-même moteur en marche va suivre les traces ? Un gendarme se glisse à la place du conducteur, met en route, reste au ralenti et lâche brutalement l'embrayage, sans toucher le volant. Les roues patinent, le véhicule ne cale pas et part tout droit. Mais passe très légèrement à droite des traces. Mauvais résultat : il faut recommencer. La voiture est ramenée à son point de départ, le volant tourné différemment. Cette fois, elle passe un peu à gauche. Les essais suivants ne font pas mieux. La direction générale est bonne, la voiture roule bien droit, mais s'écarte chaque fois un peu de la trajectoire initiale. Mais si peu...

Deuxième question : est-il possible de faire partir la voiture sans gendarme dedans mais avec le pendu derrière ? La réponse tient à ce fameux bâton découvert dans la voiture : sa longueur correspond à la distance entre la pédale d'embrayage enfoncée à fond et le volant. L'encoche à l'une de ses extrémités permet de le caler sur le volant. Cet ingénieux dispositif une fois installé, un enquêteur met le contact, démarre, passe la première sans problème et donne un coup sec sur le volant. Le bâton saute, la voiture part seule. Elle traîne sans difficulté le mannequin lesté de ceintures de plomb que nous avons pendu à son pare-chocs.

Troisième question : est-il possible de se lier les pieds et les mains ? Le gendarme cobaye désigné pour l'exercice n'a pas de mal à s'attacher les pieds. Pour les mains, il peine un long moment sans résultat. Jusqu'à ce que j'intervienne pour lui suggérer de s'aider de... ses dents. Ce qui lui permet d'arriver à ses fins en reproduisant assez fidèlement le modèle de ligature trouvé sur le mort.

Quatrième question : est-il possible de faire partir la voiture pieds et mains liés ? Le gendarme ligoté, debout à côté de la place du conducteur, parvient sans problème à donner le coup sur le volant pour faire sauter le bâton et envoyer la fourgonnette dans le champ. Bien entendu, personne n'a jugé utile de lui passer la corde au cou ni de l'attacher à l'arrière de la voiture...

L'ensemble de la démonstration semble concluant. Cependant l'un des enquêteurs vient vers moi, un léger sourire aux lèvres. C'est un farouche défenseur de la thèse homicide.

— Docteur, tout ça, c'est bien beau, mais la portière ? Vous avez vu la portière ?

Je me retourne vers la voiture qui continue son chemin à petite vitesse dans l'herbe, poursuivie par un gendarme qui va en reprendre le contrôle. Effectivement, la portière côté conducteur reste obstinément ouverte, même lorsque la voiture s'enfonce dans les ronciers. Or, le véhicule a été découvert portière fermée. Il fallait bien qu'elle soit ouverte pour que notre homme fasse tomber le bâton. Il n'avait pas pu agir par la fenêtre dont la vitre était remontée.

Nous demandons donc un ultime essai afin de vérifier que l'homme ligoté peut à la fois lancer le véhicule et claquer la portière. Une, deux, trois, quatre fois : il n'y arrive pas. Entravé dans ses mouvements, notre cobaye n'a pas le temps de faire le geste nécessaire, quand il ne se retrouve pas à terre, déséquilibré par l'action. Dans le clan des gendarmes « pro-crime », on affiche un sourire narquois.

J'ai beau me gratter la tête, je ne peux que constater l'évidence : il y a quelque chose qui cloche. Un court instant, je doute. Les gendarmes auraient-ils raison ? Je décide donc de refaire lentement, à pied, le trajet de la voiture, à la recherche d'un petit obstacle qui aurait pu fermer la porte. Rien. J'imagine alors un petit arbuste qui se serait trouvé sur le passage et qui aurait été coupé depuis. Je demande donc à revoir les photos prises le jour de la découverte du cadavre. Là, bingo.

J'aperçois un bout de tuyau en PVC planté dans le sol quelques mètres avant les fourrés dans lesquels la voiture avait fini sa course. Je m'en souviens, maintenant. Ce machin nous avait gênés pendant toute la levée de corps, au point que l'un des gendarmes qui m'assistait l'avait arraché pour le jeter un peu plus loin. Il s'agit en fait d'une ventilation installée sur des tuyaux de drainage enterrés dans le champ. On retrouve aisément le tuyau, que l'on remet en place, pour une ultime tentative. Cette fois, un gendarme prend le volant. Sa mission : rouler exactement dans les traces, portière ouverte. Quelques mètres avant d'aller mourir dans la haie, la voiture passe à côté de la ventilation. La portière heurte le tuyau et claque d'un coup. Le choc a lieu sur la bande de protection placée sur le bas de la porte et ne laisse aucune trace visible. Je peux souffler. C'est un suicide.

Cette version sera donc celle que retiendra la justice. Elle n'est pas sans conséquence. Notre forestier, qui n'en était pas à sa première déprime, avait attentivement lu son contrat d'assurance, souscrit il y a seulement quelques mois. Il savait qu'un suicide avant la première année priverait son épouse de la prime d'assurance : ce meurtre simulé ressemblait fort à une preuve d'amour.

8. La couronne mortuaire

Décembre. Noël approche, mais il y en a un qui n'est pas à la fête : le chef du service de physiologie respiratoire du CHU, assassiné chez lui. Quand la police m'a appelé, son nom me disait bien quelque chose, mais pas sa tête. On ne peut pas connaître tout le monde dans la plus grande entreprise de la région. Surtout quand les spécialités n'ont rien à voir avec la mienne.

Je n'ai jamais eu autant de coups de fil avant, pendant et après une autopsie : c'est que le meurtrier est un étudiant en médecine. Connu de la police pour ses comportements violents, avec son entourage comme avec les malades, il est toujours en fuite. Nombreux sont les inquiets parmi les médecins du CHU...

La veille, j'étais allé au domicile de la victime faire l'examen externe, la levée de corps. Une affaire somme toute banale, n'eussent été les protagonistes. Quant aux motivations homicides, à ce stade de l'affaire, les enquêteurs sont très discrets. Surtout que notre bonhomme étant en cavale, ils préfèrent le silence radio. Moi aussi.

Maintenant, le corps est là sur ma table. Juste un trou dans le front. En plein milieu. Un petit trou bien net, bien rond. Environ cinq millimètres de diamètre, celui que laisse le plus souvent un calibre 22 long rifle.

L'orifice en dit plus que la victime. Au plus près du centre, les berges sont un peu rouges. Dans notre jargon, c'est la collerette érosive. La balle, en pénétrant la peau, la déchire et érode ses berges, crée une érosion. D'où son nom. Plus en périphérie, un petit cercle noir : c'est la collerette d'essuyage. Comme je l'explique dans mes cours, quand la balle passe dans le canon de l'arme, elle emporte toutes les saletés présentes dans le canon. De la graisse, des particules de poudre de tirs précédents... Lorsqu'elle arrive sur la peau, une fois celle-ci forcée, elle frotte ses petites épaules contre les berges : elle s'essuie. Au passage, elle abandonne les saletés noires sur la peau. D'où le terme d'essuyage. En tout cas il n'y a pas de trace de fumées ni de brûlure de la peau. Conclusion : c'est un tir à distance, au moins plus d'un mètre.

Le projectile a traversé le cerveau, laissé comme un tunnel de deux centimètres de diamètre dans le tissu cérébral. Puis il a fini sa course contre l'os occipital. L'onde de choc l'a fracturé, ainsi que d'autres os, comme l'ethmoïde, situé au-dessus des fosses nasales. Mort cérébrale instantanée. Mais certains organes conservent une activité automatique pendant quelques minutes : le cœur qui continue à battre, les poumons qui poursuivent la ventilation. D'ailleurs ils sont encombrés du sang venu des fosses nasales, qu'ils ont expulsé dans un premier temps. Aspergeant les meubles voisins de fines gouttelettes rouges, comme je l'ai constaté la veille sur les lieux du crime, au pied de l'escalier. Sauf que j'ai trouvé le corps sur le sol de sa chambre, une pièce sans aucune trace de sang. Conclusion : le corps a été déplacé après sa mort, la tête posée sur un linge plié en quatre. Comme dans un dernier geste de tendresse, comme pour exprimer un regret.

Et à part cela ? Peu de choses. Juste quelques érosions de la peau. Pas de bagarre...

Le crime est certain. Pour tous, et bien évidemment pour la grande presse régionale qui en a fait ses choux gras. C'est qu'après l'affaire des anesthésistes en 1984, voilà qu'une nouvelle affaire criminelle agite le monde médical poitevin... Et l'un de nos deux grands quotidiens de mettre en une la photographie du chef de service... d'anatomo-pathologie. Lequel est cependant bien vivant : il est d'ailleurs passé voir son collègue décédé après son autopsie. Erreur de casting, ce n'est pas la bonne photo !!!

Devant cette annonce d'un décès prématuré, les internes du CHU se sont cotisés pour offrir une fort belle couronne mortuaire... au survivant !!! Esprit carabin...

9. L'X de Bressuire

Un jour de juin dans les Deux-Sèvres. Stéphane a disparu. Dans un premier temps, l'absence du garçon, âgé d'une vingtaine d'années, ne suscite guère d'émoi dans le patelin situé à quelques kilomètres de Bressuire. Ce serait même l'inverse. Stéphane est un petit délinquant qui fait dans le trafic de cannabis. Occasionnellement il n'hésite pas à fournir un petit sachet de coke. Alors son « départ » est plutôt vécu comme un soulagement.

Quelques semaines plus tard, dans la campagne voisine, un cultivateur qui déplace des terres de remblai au bout de son champ dégage un paquet plus que suspect. Cela ressemble à s'y méprendre à un corps enveloppé dans une couverture et ligoté par de l'adhésif. Le légiste du coin fait les premières constatations sur le corps, mais son état est tel que, finalement, il atterrit sur ma table d'opération.

Tout commence comme souvent par des radiographies. C'est le minimum compte tenu des recommandations qui guident mon métier. Lorsque c'est possible, nous préférons un scanner, plus riche d'enseignements. Radios ou scanner, dans tous les cas, l'avantage des rayons X, c'est qu'ils pénètrent la housse et permettent d'étudier le contenu sans même l'ouvrir ni le manipuler. Très vite j'ai une idée assez précise des causes de la mort : l'image d'un projectile s'affiche dans l'orbite droite. Un projectile de plomb non chemisé, déformé, qui a laissé dans le tissu cérébral de petites particules métalliques.

Je vois également une autre image un peu bizarre : comme deux gros plombs de pêche réunis par une petite tige, situés entre les dents. Le reste du corps ne livre aucun autre secret.

Retour en salle d'autopsie. L'ouverture de la housse qui avait contenu tant bien que mal les mauvaises odeurs le temps de faire les radiographies libère brutalement une puanteur sans nom. Il va falloir s'habituer très vite pour éviter un haut-le-cœur, fatal au petit déjeuner tout récent. Je gagne un peu de temps en comptant mes instruments : dans un corps putréfié, il est facile d'égarer une pince, un ciseau. Certes ce n'est pas le patient qui se plaindra, comme c'est la règle lorsqu'un chirurgien oublie une compresse dans un abdomen. Mais cela ferait malgré tout désordre, au contrôle de la boîte d'autopsie avant sa stérilisation.

Les enquêteurs ont pris leurs distances. Pour l'occasion, l'un d'eux a cru trouver la solution. Il s'est carrément installé dans un coin de la salle, muni... d'un masque à gaz. Sa voix ironique mais déformée perce à travers le filtre :

— Vous pouvez y aller, docteur, nous sommes équipés...

Un « nous » royal. Plus précisément, « il » est équipé. Mais pas ses collègues qui lorgnent d'un œil envieux le dispositif. Pour avoir vécu avec le Samu quelques exercices en tenue NRBC[6], je sais qu'il me serait fort difficile de pratiquer mon autopsie avec cet engin. Le filtre entraîne de fortes résistances respiratoires et son usage est vite fatigant. Or une autopsie est un exercice physique autant qu'intellectuel. Peut-être un jour devrai-je m'en servir, pour un corps imprégné de toxiques volatils. Mais aujourd'hui, faisant mon deuil de ce type de protection et à défaut d'une bonne claque contre les grosses mauvaises odeurs, j'en reviens à mon moyen préféré de lutte : la respiration par la bouche. Je compte bien sur l'aspiration basse de la table pour évacuer le gros des miasmes.

Premier temps : le déshabillage. Sophie, ma secrétaire, note consciencieusement tous les vêtements et leurs caractéristiques dans un inventaire désormais classique :
— une paire de rangers noires ;
— une paire de chaussettes noires ;
— un pantalon Quick Silver, taille S déchiré à la face postérieure des jambes ;
— un slip Dim taille 3 ;
— un blouson avec capuche et poches ventrales ;
— un tee-shirt noir avec un dessin : un oiseau stylisé.
Puis de rajouter : « Aucun désordre dans l'habillement. »
Les vêtements sont étalés, je recherche des déchirures qui témoigneraient d'un coup de couteau

---

[6] Tenue pour les catastrophes de type nucléaire, radiologique, bactériologique ou chimique. La tenue, étanche, est portée avec un appareil de protection respiratoire à cartouche filtrante.

mais je n'en trouve pas.

Deuxième temps : l'examen externe. Il est totalement négatif : aucun signe qui me fasse suspecter une lutte, des coups, bien que la peau rendue vert-noir et luisante par la putréfaction ne m'aide guère dans ma tâche. Seul le cuir chevelu, car c'est ainsi qu'il faut appeler cette peau épaisse qui recouvre le crâne bien qu'elle perde ses cheveux par touffes dès qu'on les touche, seul, donc, le cuir chevelu présente une anomalie : un petit orifice circulaire de cinq à six millimètres de diamètre. Ses berges nettes semblent plus noires que le cuir chevelu. Cela ressemble bien à un orifice d'entrée de projectile d'arme à feu de calibre 22 long rifle entouré de particules de poudre ou de brûlures. Le trou est situé en arrière, sous le sommet du crâne.

Troisième temps : l'autopsie proprement dite. Je commence par la tête. Une fois la plaie prélevée et le cuir chevelu rabattu de part et d'autre de son incision, j'ouvre le crâne à la scie oscillante. Une bouffée nauséabonde m'envahit la bouche et les fosses nasales, et dans un réflexe nauséeux irrésistible, je sens mon estomac se contracter et son contenu remonter dans mon œsophage. Heureusement, le tout s'arrête avant la bouche, laissant un goût acide dans l'arrière-gorge. Je suspends mes opérations, le temps de prendre un bol d'air et un verre d'eau dans le sas du vestiaire. Je reviens dans la salle sous l'œil goguenard du sbire masqué qui, devant le regard noir que je lui jette, ne fait aucun commentaire, se réservant sans doute pour la fin.

La suite du crâne se fait dans des apnées successives de plus en plus longues : c'est l'avantage de l'entraînement du plongeur, un avantage inattendu dont je tire ici un bénéfice accessoire mais bien précieux...

Je retrouve mon orifice d'entrée, entre cinq à six millimètres de diamètre, bien net, à l'emporte-pièce, sur la face externe du crâne, avec une perte de substance d'environ dix millimètres de diamètre à sa face interne. Même si le projectile était ressorti de la tête, ces caractéristiques confirmeraient qu'il s'agit d'un orifice d'entrée.

Après ouverture de la calotte crânienne, je note l'absence de sang entre l'os et la dure-mère, cette membrane très résistante qui entoure le cerveau. J'ouvre la dure-mère, le cerveau est liquéfié par la putréfaction. Il est extrait en faisant basculer sa masse dans un seau de formol. De fait il ne peut être disséqué actuellement. Une fois le cerveau extrait, j'explore le reste du crâne à la recherche du projectile. Je ne trouve rien, mais je note une anomalie : un trou plus irrégulier que la normale dans une région qui présente de nombreux reliefs et des orifices naturels pour les nerfs crâniens. La région sphénoïdale droite est le siège d'une fracture comminutive[7] d'un centimètre carré. Finalement, en poursuivant ma dissection, je retrouve le projectile dans le cône musculaire de l'orbite, en arrière de l'œil droit. Cette région est le siège d'un hématome putréfié.

Maintenant je peux évaluer le trajet de la balle dans la tête. J'insère une tige rigide passant par l'orifice d'entrée, jusqu'au cône orbitaire. Elle montre un tir oblique de haut en bas d'environ trente degrés, de gauche à droite d'environ dix à quinze degrés, d'arrière en avant. Ce type a été froidement exécuté.

---

[7] Fracture formée d'une multitude de petits fragments osseux

Depuis le début, j'ai gardé à l'esprit cette image d'haltère retrouvée sur les radiographies. Ma curiosité reste entière. J'interroge mon entourage :
— Quelqu'un a une idée sur ces deux boules ?
Long silence, rompu par la voix timide, à la limite de l'audible, de l'étudiante en médecine en stage dans mon service :
— J'ai les mêmes à la maison... Euh, je veux dire, dans ma bouche.
— ... ?
— Oui, c'est un piercing lingual...
La pratique est rare à l'époque. J'ouvre sans difficulté la bouche de mon patient pour découvrir effectivement, légèrement sur l'arrière de la langue, l'éclat scintillant d'un métal doré contrastant avec les couleurs foncées de la putréfaction ambiante.
— Cela doit faire mal ? Et ça ne vous gêne pas pour manger ?
— Un peu mal au début, et ça ne gêne pas pour manger... Ni pour le reste d'ailleurs ! lâche-t-elle en rougissant derrière son masque.
— Ah...
Je n'avais pas tout imaginé...
La suite de l'autopsie ne retrouve aucune trace traumatique. Elle m'apprend qu'il s'agit d'un individu de sexe masculin de petite taille, aux alentours d'un mètre soixante, avec appendice et prépuce présents. Il a des dents absentes, quelques autres soignées, des caries anciennes stabilisées, une couronne, ce qui est largement suffisant pour établir des comparaisons avec un dossier dentaire.
L'agent d'amphithéâtre commence la fermeture du corps tandis que je vérifie les scellés et dicte ma conclusion provisoire, celle que je reprendrai

vraisemblablement mot pour mot dans le rapport écrit définitif.

Puis le corps est évacué. C'est le moment que choisit mon enquêteur masqué pour se découvrir. Il commence sa phrase :

— Docteur, c'était formidable, vous devriez vous équiper. Ce filtre, c'est...

Une phrase inachevée. Au terme de sa première bouffée d'air non filtré, je le vois blêmir, puis devenir franchement livide avant de se lever brutalement. Mais la porte est trop loin, et surtout son ouverture automatique doit être commandée par le passage de la main devant un détecteur. Détail qu'il a oublié... Coincé dans la pièce, l'enquêteur me jette un regard désespéré avant d'ajouter une nouvelle fragrance au parfum ambiant : celle du vomi. À vouloir se protéger, il n'a pas eu le temps de s'habituer à la pestilence du corps, d'autant plus forte que le temps de l'autopsie s'écoulait. Surtout, ce n'est pas parce que le corps est parti que les odeurs l'ont accompagné...

D'un côté, un petit voyou porté manquant, de l'autre, un corps non identifié. Pour les enquêteurs, la première chose à faire est de vérifier s'il ne s'agit pas d'une seule et même personne. Il sera toujours temps de chercher des pistes moins évidentes.

Ils n'en auront pas besoin. Le dentiste de Stéphane a donné une fiche de soins qui correspond parfaitement à mes observations. Les gendarmes remontent rapidement à l'un de ses « correspondants » habituels, chez qui ils retrouvent une carabine 22 long rifle équipée d'un silencieux. L'affaire est vite bouclée. Il ne reste plus au juge d'instruction qu'à organiser une reconstitution criminelle. Ce qui est fait un peu plus tard.

Je m'y rends accompagné de ma secrétaire et de mon externe au piercing lingual. Rendez-vous a été fixé au domicile du tireur présumé, lequel habite dans le pavillon de ses parents. Son domaine à lui, c'est le garage. Il s'y est aménagé une pièce à son usage exclusif. L'occupant a un goût prononcé pour la décoration tendance psychédélique mais pas pour le ménage, à en juger par l'odeur qui règne dans les lieux. Les deux vivariums posés dans un coin, abritant d'énormes serpents, y sont sans doute pour quelque chose... Visite rapide de la maison, pour comprendre l'environnement. Puis du jardin, petite parcelle entourée d'une haie de thuyas, avec sa partie pelouse, un coin potager et quelques arbres fruitiers où je reconnais des poiriers et pommiers prometteurs d'une bonne récolte.

Les parents sont là aussi. Dure épreuve pour eux !

Sous la houlette du juge, le prévenu raconte comment il a convié sa victime à un « entretien » afin de régler une histoire de dette non remboursée. Il l'a invité à s'asseoir, lui a servi un café avant de passer derrière lui pour prendre la carabine, préparée à l'avance, et lui tirer un coup en pleine tête. Les parents du tireur étaient installés dans leur salon, juste à l'étage au-dessus de la scène. Mais entre le silencieux de la carabine et le son de la télé, ils n'ont rien entendu.

Son forfait accompli, le garçon s'est mis au travail. Pas question de laisser le corps dans la maison. Une incursion parentale étant toujours possible, le tueur a enveloppé le corps dans une couverture et l'a caché à l'extérieur, glissé entre le mur de la maison et la haie touffue. La cachette a parfaitement rempli son office pendant vingt-quatre heures. Personne ne s'est rendu compte de quoi que ce soit. Puis, la nuit suivante, l'auteur du crime a récupéré le paquet, l'a mis dans sa voiture et est parti l'enterrer dans la campagne.

Dans cette reconstitution, mon rôle est assez limité : confirmer que les gestes du tireur correspondent à l'angle de tir, répondre à quelques questions du juge d'instruction, en particulier sur la capacité physique du prévenu à déplacer seul la dépouille de sa victime. Le tout ne prend que quelques minutes. Ce qui fait somme toute assez peu dans une opération prévue pour occuper la demi-journée. L'expert en balistique, lui, est plus sollicité. Il nous fait une brillante démonstration de l'intérêt des munitions subsoniques en tirant « à balle réelle » dans le garage. Mais dans une volumineuse boîte de carton pleine de coton cardé qui arrête très vite le projectile. Effectivement, avec le silencieux, on n'entend quasiment rien, même sans le bruit de la télévision.

Comme dans toute reconstitution, il y a des moments d'attente. Tous les intervenants sont concernés, à un moment ou à un autre. Puis, à un instant donné, c'est l'action. Avant une nouvelle attente. Rien là que de très normal. Par exemple, lorsque le corps a été transporté le lendemain du meurtre, il était raide. Mais le mannequin ne l'est pas. Pour reprendre la scène et son transport dans la voiture, pour voir s'il loge, raide, dans la longueur de l'habitacle, il faut impérativement un mannequin... raide. Mais lors de la préparation de la reconstitution on ne peut pas penser à tout. Les enquêteurs sont alors chargés, dans l'urgence, de trouver des manches à balai, histoire de rigidifier le figurant de tissu. Dans l'attente des accessoires, tout est interrompu. Le prévenu est ramené dans son fourgon.

Pour passer le temps, j'observe les environs. Je repère rapidement, dans la propriété mitoyenne, un splendide cerisier croulant sous des fruits mûrs à point, dont certaines branches surplombent le mur de séparation. Des bigarreaux. Ma préférence en termes de cerises... Personne ne semble s'en soucier, et surtout pas les légitimes propriétaires de la parcelle, envahie par de très hautes herbes et par des ronciers. Après avoir longuement hésité, je me dis que mon cadavre pourri me doit bien cela. Je me risque donc sur le mur, histoire de vérifier si les cerises sont aussi bonnes qu'elles en ont l'air. Le temps de confirmer cette impression, et voilà que je suis rejoint par ma secrétaire, puis par l'une des avocates qui s'ennuie ferme... et enfin par mon externe.

Quelques minutes plus tard, le juge nous fait un petit signe. Croyant à une reprise de la reconstitution, tout le monde se précipite. Question du juge, avec un air d'envie :

— Elles sont bonnes ?

— Excellentes, dis-je en piquant un fard digne d'un écolier pris en flagrant délit de bêtise. Vous devriez venir les goûter...

— Vous n'y pensez pas ! De quoi aurais-je l'air ? Le juge d'instruction perché sur un mur en plein larcin... Certes nous avons échappé aux journalistes, mais quand même...

— Oui, mais elles sont abandonnées...

— Certes, mais tant qu'elles sont sur l'arbre, elles appartiennent à son propriétaire...

— Et si on le secoue ?

— Il est peu probable qu'elles tombent... Et je me demande si l'infraction ne serait quand même pas constituée... Leur chute ne serait pas naturelle !

— Alors il n'y a pas de solution ?
— J'ai une idée, lâche ma jeune externe, on va les cueillir et vous les apporter.
— C'est gentil, mais là, c'est du recel !
— L'on pourrait sans doute avantageusement plaider la chose sans maître, se risque un des avocats qui n'a pas osé se joindre à nous. C'est le cas des baies, des champignons, des menus fruits sauvages. Et des branches avançant sur le fonds d'autrui et de leurs fruits, au sens de l'article 687 du Code civil...
— Je suis rarement concerné par ce type de litige. Mais cet article du Code civil ne me rappelle aucun souvenir de mes études. Au contraire, il me semblait bien que le propriétaire de l'arbre restait celui des fruits jusqu'à leur chute...
— Euh, je parlais du Code civil suisse...
— Mais, maître, sauf erreur de ma part, nous sommes bien sur le territoire français... ou alors il y a un petit problème pour cette reconstitution...
— Je vous l'accorde, mais le rapprochement des droits est une tendance actuelle...
— Oui, mais le Suisse n'a pas adhéré à la Communauté européenne !
— Certes, certes. Voilà qui est bien embarrassant !
— Et si l'on plaidait la chose abandonnée ? Vous avez vu l'état du terrain ? s'exclame la jeune avocate qui s'est elle aussi perchée sur le mur.

C'est à ce moment que la maîtresse des lieux arrive avec un panier plein... de très beaux bigarreaux.
— Servez-vous, ça me ferait vraiment plaisir... Et emportez ce qui reste ! Vous savez, on en a autant qu'on veut...

10. Mort en dessous

Il ne s'y attendait pas. C'est que la mort prend rarement rendez-vous. Il s'était préparé à passer un petit moment bien agréable, en compagnie de ses fantasmes. C'était d'ailleurs la seule distraction capable d'égayer un peu sa solitude, depuis son divorce. Sa femme avait la garde des enfants, il avait peu d'amis. Difficile, à la cinquantaine, de nouer des relations. À son travail, ses chefs et ses collègues l'appréciaient pour son sérieux, sa régularité. Mais au-dehors, il ne fréquentait personne.

En congé ce matin-là, il avait tiré les persiennes pour se protéger à la fois des regards et de la canicule qui cognait fort, cet été 2005. Puis il était allé dans sa chambre pour se changer et s'équiper. Dans la pénombre, il s'était installé sur son canapé, avec son magazine favori. Il n'a pas eu le temps d'aller au bout de sa lecture. Il est tombé, foudroyé, face contre terre, entre la table basse et le sofa. Avec, sur lui, de drôles d'accessoires...

C'est l'employeur d'Éric qui a donné l'alerte, après plusieurs jours d'absence inexpliquée. Lassé de ne pas réussir à le joindre malgré ses nombreuses tentatives, le responsable de l'entreprise a appelé le maire du village.

L'élu s'est rendu au domicile d'Éric. Il a sonné, tambouriné à la porte, frappé aux volets. Rien. Pourtant, sa voiture était garée devant la maison. Les pompiers, appelés en renfort, ont enfoncé la porte et découvert la scène.

Mandaté pour la levée de corps, j'arrive une heure plus tard. L'homme vivait dans un petit lotissement tiré au cordeau, sur les hauteurs du village. Tout est propre, tranquille et respire la sérénité. La maison ressemble à toutes les autres, entretenue avec soin, son jardinet méticuleusement ordonné. Aujourd'hui, elle se signale de loin, balisée par un petit attroupement et deux véhicules de gendarmerie. Les pompiers sont repartis, considérant que le moindre geste de réanimation était superflu. Je ne peux que leur donner raison. Il n'y a plus rien à faire pour le malheureux qui gît au beau milieu de la salle de séjour, sur le carrelage, baignant dans une mare noirâtre.

Le corps est méconnaissable, gonflé comme un bibendum. Il a pris une couleur entre noir et vert sombre. Pas étonnant, avec la chaleur qu'il fait depuis dix jours. Je jette un coup d'œil sur le magazine posé sur le sol, encore ouvert sur une double page de photographies assez explicites. De jeunes et accortes personnes très dévêtues s'y exposent de façon très « ouverte », dirais-je. Puis mon regard est attiré par un détail inhabituel. Monsieur Éric a pour tout vêtement un soutien-gorge, des bas et un porte-jarretelles.

L'autopsie révélera les traces d'un infarctus massif, cause de la mort de ce si tranquille quinquagénaire.

11. Menu ordinaire

Les affaires de morts suspectes ou criminelles que je pratique chaque année constituent les temps forts de l'activité du service. Elles ne sont pourtant que la partie visible d'un iceberg de travail. Entre deux dissections, j'enseigne la médecine légale à la faculté de médecine et à l'institut de sciences criminelles, je parcours la région pour des formations médicales continues, souvent le soir, aux thèmes très variés : le secret médical, la prise en charge des victimes, les enfants battus... Je forme également mes internes dans le service, des médecins à l'étranger. Et je m'occupe des vivants. Des vivants un peu cabossés par l'existence : accidents de la route, agressions, maltraitance envoient dans mon cabinet leur lot de victimes. C'est au médecin légiste que revient souvent la tâche de peser les souffrances et les traumatismes, d'évaluer les séquelles, parfois aussi de fixer les responsabilités. Ces expertises, sollicitées essentiellement par la justice, demandent du temps et de la rigueur. L'écoute du patient est souvent le moment crucial du travail, celui où se révèlent les vraies douleurs. Les fausses aussi, comme dans le cas de Marianne.

La journée a été bien remplie. J'ai passé la matinée en salle d'autopsie, l'après-midi sur un gros dossier d'expertise. Je suis sur le point d'attaquer la rédaction de mon rapport lorsque le téléphone sonne. Au bout du fil, un gendarme.

— Bonsoir, docteur, on a besoin de vous pour une dame qui s'est fait agresser hier soir, tard. Elle vient de porter plainte. Elle a des traces bizarres sur le corps. On aimerait bien votre avis.

— D'accord. La dame peut se déplacer ?

— Oui.

— Alors je vous attends.

Ce n'est pas encore ce soir que je vais rentrer de bonne heure. Je referme mon dossier.

Avant l'arrivée de Marianne, ma patiente, le gendarme me rappelle pour me donner quelques précisions. Il m'explique que leurs premières constatations sur les lieux de l'agression n'ont rien donné. Marianne a entendu un bruit dehors. Elle a ouvert sa porte, en pleine nuit. Une ombre noire, portant un chapeau de feutre noir, se serait alors jetée sur elle. La dame aurait perdu connaissance, se serait réveillée un peu plus tard, allongée dans sa cour, à demi déshabillée, avec des griffures sur les cuisses et sur les seins. « Mais vous voyez, docteur, il y a des choses qui ne collent pas. Dans la cour, il y a un chenil grillagé avec une meute de chiens. Or dans le voisinage, personne n'a entendu les chiens aboyer au moment de l'agression. C'est bizarre. » Alors, avant de se lancer aux trousses de la mystérieuse ombre noire, les gendarmes voudraient avoir l'avis d'un spécialiste sur ces blessures.

Marianne arrive, accompagnée des deux enquêteurs. Elle a les yeux bleus, des cheveux noirs mi-longs, la trentaine. Dans son village elle ne doit pas passer inaperçue. Une fois qu'elle est installée, je lui demande de me raconter son histoire. Son récit est la réplique de sa déclaration aux gendarmes. Je demande alors aux militaires de sortir, le temps que je procède à l'examen médical. J'en profite pour lui redemander des précisions sur son agresseur. Son regard est devenu fuyant.

— Je ne me souviens de rien. Mais ce que je peux vous dire, docteur, c'est que je suis sûre qu'il m'a donné des coups avec une petite griffe de jardin qui traîne dans la cour.

Effectivement, je constate de belles griffures, bien larges et bien parallèles, sur la face avant des cuisses et sur le haut des seins. Je mesure l'écartement et la longueur des traces, leur hauteur par rapport au sol une fois la victime debout. Je prends des photos, en vue générale puis en gros plan avec une mire millimétrée. Ma secrétaire prend les notes qui me serviront ensuite à rédiger mon rapport. J'en profite pour laisser parler Marianne. La conversation tourne vite sur ces fameux chiens et sur son mari. « Ah, docteur, cette meute, ça m'agace. Mais pour mon mari, c'est toute sa vie, il passe tout son temps à chasser. Il y a des jours, j'ai l'impression de ne pas exister. Et pourtant je l'aime ! ».

J'en ai terminé. En bonne logique, je propose à Marianne un examen gynécologique, qui se fait dans le service idoine de l'hôpital. Il s'agit de vérifier si, oui ou non, il y a eu agression sexuelle. La dame refuse énergiquement.

Je n'ai plus qu'à la renvoyer vers les urgences pour des soins qui seront légers. À peine est-elle sortie que l'un des gendarmes revient me montrer la fameuse griffe de jardin dont l'ombre noire se serait servie. Je compare l'écartement des dents et leur largeur avec les mesures relevées sur le corps de Marianne. Rien ne colle. À coup sûr, la griffe n'a rien à voir avec cette affaire.

— Alors, docteur, qu'est-ce que vous en pensez ? me demande un gendarme.

— J'ai un doute.

— Nous aussi. C'est quoi, votre idée ?

— Les blessures ressemblent beaucoup à des griffures de chien.

On peut imaginer le reste. La dame a sans doute voulu « punir » son chasseur de mari. Quelle meilleure façon de le faire que de lâcher les chiens ? Ses précieux toutous auxquels il tient sans doute plus qu'à son épouse. Elle a ouvert le chenil, la meute s'est précipitée dehors, tout excitée par cette libération inattendue. Ce que Marianne n'avait pas prévu, ce sont les manifestations affectueuses des clébards, qui lui ont sauté dessus. Ni qu'une fois son forfait accompli, elle aurait peur des conséquences de son acte. Comment expliquer les balafres sur ses jambes et sur sa poitrine ? Alors, pour éviter la rouste du mari, elle a inventé l'ombre noire, l'agression et le reste. Classement sans suite.

Sylvie a eu beaucoup moins de chance. Cette jeune femme de quarante ans pense avoir été victime d'une erreur médicale. Son traitement contre l'hypertension, alors qu'elle était enceinte, aurait eu des conséquences catastrophiques sur son bébé. L'enfant, maintenant âgé de quatre ans, présente de nombreux troubles du développement et risque d'être lourdement handicapé.

Lorsque je la reçois à l'hôpital, je sais déjà qu'elle n'a rien d'une affabulatrice. L'étude des pièces du dossier judiciaire m'a consterné. Il n'est point besoin d'être un spécialiste pour voir, à la simple lecture du Vidal, ce dictionnaire des médicaments, que l'erreur est patente. Le médicament que son médecin traitant puis les équipes médicales qui ont suivi sa grossesse lui ont prescrit contre ses troubles de la tension est strictement contre-indiqué chez la femme enceinte, passé le premier trimestre de la grossesse. Il est connu comme tératogène, c'est-à-dire qu'il crée des malformations gravissimes. Je ne comprends pas comment tant de gens compétents ont pu commettre pareille bourde. Je demande à Sylvie de me raconter son histoire.

— Vous savez, docteur, mon hypertension était traitée avant ma grossesse. J'avais ce médicament depuis plusieurs années. Au début de la grossesse, tout allait bien. C'était mon troisième, alors je n'étais pas inquiète.

La jeune maman passe sans problème la première échographie, qui se révèle tout ce qu'il y a de normal. Toutefois, elle signale au praticien que cette fois, « le bébé ne bouge pas beaucoup » et qu'elle le sent « moins bien ».

Au fil des semaines, son sentiment que quelque chose ne tourne pas rond va en augmentant. Tant et si bien qu'elle consulte une trentaine de fois les médecins tout au long de la grossesse. Toujours dans le même hôpital. Elle sera examinée par trois médecins différents, cinq sages-femmes, une tripotée d'internes. Tous font chaque fois le même constat : « La tension de la maman est bien équilibrée par le traitement prescrit. » Sans qu'une seule de ces personnes ne se pose la question d'une contre-indication avec la grossesse.

Lors de l'une de ses consultations, on lui trouve un taux élevé de sucre dans le sang. Elle est alors hospitalisée brièvement, afin de procéder à des examens complémentaires, dans un service de médecine interne. Où l'on constate de nouveau que « la tension artérielle est équilibrée grâce au traitement en cours ». L'échographie retrouve très peu de liquide amniotique, ce liquide dans lequel baigne le bébé. Mais cela n'inquiète personne.

Chaque fois, bien entendu, le médecin traitant reçoit par courrier les conclusions de ses confrères.

Ce n'est qu'après l'accouchement que les choses se gâtent : l'enfant naît avec une détresse respiratoire, une hypotonie et une arthrogrypose. C'est un mot difficile pour le profane. Il définit des raideurs des articulations présentes dès la naissance. À ce tableau inquiétant, qui peut correspondre à de nombreuses maladies, s'ajoutent rapidement une insuffisance rénale puis, dans les mois qui suivent, une hypertension artérielle. Il faut dialyser le nourrisson de toute urgence. Pendant ses premières années, l'enfant est hospitalisé plusieurs mois pour des pathologies sérieuses. Jusqu'à ce que les parents fassent le lien avec le médicament utilisé durant la grossesse et qu'ils ne déposent une plainte visant leur médecin traitant.

J'ai donc convoqué Sylvie, son mari, leur fils et leur médecin traitant. Le magistrat qui a prescrit l'expertise m'autorise également à entendre les médecins de l'hôpital qui a assuré le suivi de la grossesse. À ce stade de la procédure, ils ne sont nullement mis en cause, puisque la plainte ne les concerne pas. Mais j'ai souhaité les entendre afin de comprendre le dossier. Ils sont consternés, n'ont pas d'explication.

Leur responsabilité me paraît incontournable, au vu des événements. Lorsqu'il s'agit de soigner une femme enceinte, l'une des premières choses que l'on apprend en faculté de médecine, c'est de s'interroger sur la compatibilité du traitement avec son état. De même, lorsqu'une patiente qui a un traitement permanent devient enceinte, le praticien doit immédiatement se poser la question du maintien ou non du traitement. C'est le B.A.-BA : ne pas faire courir de risque au bébé. Pourtant, aucun des praticiens chevronnés qui se sont succédé auprès de Sylvie n'a eu ce réflexe.

Dans mon rapport, je ne peux que retenir le lien entre le médicament prescrit, la grossesse et les malformations complexes de l'enfant. Reste à établir les responsabilités. Celle du médecin généraliste, qui a prescrit le produit quand Sylvie n'était pas encore enceinte mais qui ne l'a pas prévenue des risques encourus si elle débutait une grossesse. Mais aussi celle de l'hôpital qui n'a pas su assurer le suivi de la grossesse. C'est ce que j'écris au juge, qui me demandera en retour d'examiner plus en détail le rôle de l'hôpital. Cette seconde mission m'amènera aux mêmes conclusions.

J'ignore ce qu'il est advenu de ce dossier. Ce que je sais, c'est que, quel que soit le montant des indemnités qui ont pu être accordées à l'enfant et à sa famille, elles ne lui rendront jamais une vie normale. D'autant que la suite des événements est marquée par un risque préoccupant : celui de devoir, un jour, recourir à une greffe rénale.

La même semaine, je reçois Rudy et Véronique. Le couple a la trentaine, lui est documentaliste, elle exerce le métier de secrétaire administrative et ils habitent un pavillon dans la banlieue d'Angoulême. Deux ans auparavant, ils ont été victimes d'un banal accident de la route alors que Rudy conduisait. Leur véhicule arrêté à un feu a été percuté par l'arrière. Sous l'effet du choc, leur tête a fait un brusque mouvement de va-et-vient, comme un coup de fouet, sans que les muscles du cou ne puissent contenir le mouvement. « C'était un coup du lapin, et pour tous les deux », m'annonce rapidement Rudy.

L'expression a un caractère fort inquiétant : traditionnellement on tue le lapin par un coup direct derrière la nuque. Ce coup violent fracture les vertèbres du lapin et entraîne la mort par lésion du bulbe rachidien, la partie haute de la moelle épinière.

Rudy et Véronique, un peu sonnés, sont sortis de la voiture sans aucune aide. Les pompiers, arrivés sur place peu après, n'ont eu qu'à les conduire à l'hôpital. L'examen médical et les radiographies n'ont révélé, chez monsieur comme chez madame, qu'une contusion cervicale, certes douloureuse, mais sans gravité. Le port d'un collier mousse, quelques antalgiques et antiinflammatoires suffisent généralement pour régler le problème. D'ailleurs, les radios de contrôle, effectuées par précaution huit jours après le choc, sont parfaitement normales : pas de signe d'entorse vertébrale.

Quelques mois plus tard, leur compagnie d'assurance leur propose, au titre d'un règlement à l'amiable, une indemnité pour les préjudices subis. Les époux trouvent la somme trop faible. Ils décident alors d'engager une procédure judiciaire auprès du juge civil. Lequel me demande d'expertiser les plaignants. Deux années se sont écoulées depuis l'accident.

Je commence par interroger madame. « Après l'accident, j'ai eu mal pendant deux semaines. Puis les douleurs ont progressivement diminué. Jusqu'à disparaître. Maintenant, ça va. » Elle a repris son travail dans les semaines qui ont suivi, dort bien et ne ressent aucune gêne dans les mouvements de la tête.

Je passe ensuite à monsieur, qui me tient un tout autre discours. Un long inventaire, que je le laisse dérouler sans l'interrompre.

« Ah, docteur, ça ne va pas du tout. J'ai mal. Et plus le temps passe, plus j'ai mal. J'ai aussi des vertiges et des nausées. Je suis continuellement fatigué, j'ai des maux de tête et des douleurs à la nuque, des pertes de mémoire. Je dors mal, je n'arrive pas à me concentrer, je ne supporte pas la lumière, le bruit. Et puis mes oreilles bourdonnent. Par moments je vois trouble. D'ailleurs, je suis toujours en arrêt de travail. Je n'ai jamais pu reprendre. J'ai trop mal. »

Le récit de son long calvaire est sans fin.
« La douleur m'empêche de dormir. Je ne peux pas tourner la tête à droite et à gauche, ni regarder en haut ou en bas. La seule chose qui me soulage, ce sont les massages. »
En effet, j'ai vu dans son dossier une épaisse liasse de factures représentant les cent cinquante séances de chiropraxie prodiguées au patient.
« Mais attention, docteur, pas avec n'importe quoi. Exclusivement avec la crème Musclor relaxant vert. »

Là encore, j'ai dans le dossier les preuves d'achat d'une incroyable quantité de ce produit miracle, en vente non pas en pharmacie, mais chez... Décathlon.

— Et à part ça ?
— Mais, docteur, ma vie est gâchée !! Je ne peux plus travailler. Je suis déprimé. Et avec ma femme, cela ne va plus très bien.

L'épouse confirme d'un hochement de tête.
— Vous avez fait des examens complémentaires, scanner, IRM ? Vous avez consulté un ORL pour vos vertiges ? Un centre anti-douleur ?
— Non, j'ai peur des médecins.
— Et les médicaments contre la douleur ?
— Vous savez, ce qu'on me donne, ça ne marche pas très bien. J'ai tout essayé. Je préfère mes infusions, ou alors je prends de l'aspirine.

Un moment, j'ai un geste maladroit et le porte-mine posé devant moi tombe à terre, roule aux pieds du patient. L'homme, sans s'interrompre, se baisse, ramasse l'objet et le pose devant moi. Avec une parfaite mobilité de la tête et du cou, sans la moindre grimace de douleur.

Il est temps d'examiner le patient. Enfin, d'essayer. De fait, l'opération se révèle impossible. L'homme est totalement crispé. Ses muscles du cou sont durs comme du bois, contractés à fond. Il refuse de faire le moindre mouvement et pousse des cris de douleur dès que je pose mes mains sur sa tête. J'abandonne.

— Bon rhabillez-vous. J'avoue que j'ai un peu de mal à comprendre ce qui vous arrive.
— Ben, c'est le coup du lapin, docteur !
— Vous êtes sûr ? Ça fait ça, d'habitude, le coup du lapin ?
— Ah ben oui. J'ai bien vu, sur Internet. C'est tout

expliqué, les associations de victimes, elles disent bien ce qu'il faut dire lors de l'expertise.

C'est bon. L'expertise est terminée. Le soir même, je retrouve effectivement sur Internet le tableau complet des symptômes à invoquer pour obtenir de meilleures indemnisations. Je n'ai plus qu'à faire mon rapport. J'en conclus que monsieur « présente une contracture générale des muscles du cou ne cédant en aucune circonstance, pouvant correspondre à une contracture consciente ou inconsciente ». Je me dis que le plaignant a de toute évidence reconstruit sa vie autour d'un phénomène accidentel banal.

Paul, lui, s'est placé dans la position diamétralement opposée. Ce jeune retraité, passionné de dressage et de balades, a été victime d'un accident d'équitation alors qu'il chevauchait tranquillement sa monture. Le cheval d'un autre cavalier lui a décoché une violente ruade. Il s'en est tiré avec une double fracture ouverte tibia-péroné. Le sabot qui a porté le coup n'étant pas d'une propreté exemplaire, la blessure s'est infectée, provoquant de sérieuses complications. S'en sont suivies quatre années de calvaire, faites d'opérations à répétition pour tenter d'enrayer l'infection, des curetages et même une greffe osseuse. L'amputation a été évitée de justesse.

Lorsqu'il arrive devant moi, il est enfin tiré d'affaire. Son assureur me demande d'évaluer le préjudice, dans le cadre du contrat individuel accident souscrit par son client. Lequel ne formule aucune récrimination. Il n'en veut même pas au cheval qui lui a fracassé la jambe. « C'était un accident, cela arrive. J'ai pu reprendre les balades, tout va bien. »

Mais le plus étonnant, c'est qu'il ne se plaint pas. Pas la plus petite évocation d'une douleur quelconque. Or, je connais ce genre de traumatisme. J'ai du mal à imaginer, devant sa jambe déformée, balafrée de cicatrices et amaigrie, qu'il ne ressente pas la moindre gêne résiduelle. Je le questionne, j'insiste. « Non, non, docteur, je n'ai pas mal. » Je lui demande alors de marcher. L'homme se lève et fait quelques pas en boitant. Il a de petites réactions caractéristiques chaque fois qu'il pose sa jambe blessée au sol. Ce type a mal et ne veut pas le dire.

— Mais vous boitez, non ? Pourquoi ?
— Bah... parce que ça me fait mal, finit-il par avouer, en rigolant.
— Bon, enfin. Alors, c'est quoi, votre problème ?
— Je ne supporte pas d'être victime !

Sacré bonhomme ! Il a quand même eu droit aux prestations normales de son assurance.

Angélina, vingt-sept ans, a été victime d'un accident de moto. Son assurance lui a proposé une indemnité qu'elle a refusée, la trouvant trop faible. Elle a donc saisi la justice. Étude du dossier.

Angélina est passagère d'une moto pilotée par l'un de ses amis, lorsqu'ils sont percutés par une voiture. La jeune femme a la jambe cassée. Prise en charge par les sapeurs-pompiers, elle est conduite à l'hôpital le plus proche où elle reçoit les soins nécessaires dans un service d'orthopédie. Après quelques jours, elle regagne son domicile.

Quelques semaines après l'accident, le médecin désigné par l'assureur effectue une « expertise précoce ». Le médecin évalue les souffrances endurées mais estime qu'au-delà du préjudice esthétique, la fracture ne devrait laisser aucune séquelle. Ou un taux minime d'incapacité. Elle s'en sort bien. Puis, comme le prévoit la procédure, il convoque la demoiselle quelques mois plus tard, une fois sa santé rétablie, afin de statuer définitivement sur les préjudices. Cette expertise servira de base à l'assureur pour calculer l'indemnisation à verser. Mais la demoiselle ne vient pas.

Le temps de reprendre un rendez-vous, dix-huit mois se sont écoulés lorsque enfin elle se présente devant le médecin. Sauf que cette fois, elle arrive avec un gros dossier sous le bras et un diagnostic de « traumatisme crânien sévère ». Elle sort de six mois de rééducation dans un centre spécialisé pour le traitement de ces pathologies.

Étonnement de mon confrère, qui pense d'abord à une erreur : il attend une fracture de la jambe, pas un trauma crânien grave. La patiente tient à le rassurer, c'est bien d'elle qu'il s'agit. Mais elle n'a pas eu de nouvel accident. C'est que les médecins n'avaient pas fait le bon diagnostic. Et de lui raconter son histoire. Après sa sortie de l'hôpital, elle a eu des trous de mémoire. Elle a donc consulté une psychologue. Laquelle, après examen, a conclu à des « épisodes d'amnésie lacunaire caractéristiques de ce que l'on observe dans les traumatismes crâniens graves » et l'a envoyée en centre de rééducation.

Le médecin de l'assurance n'est pas convaincu. Il manque au tableau clinique le critère principal et essentiel du traumatisme crânien grave : la perte de connaissance prolongée, ou coma. Or, le dossier médical n'en porte aucunement la trace. Elle a d'ailleurs été hospitalisée dans un service d'orthopédie, et non de neurochirurgie, seul lieu capable de prendre en charge les traumas crâniens graves. Conclusion du confrère, la réalité du traumatisme crânien n'étant pas prouvée, pas question de prendre en charge la rééducation. C'est donc au juge de trancher. Pour cela, c'est également à moi de jouer.

Je reçois la demoiselle et le médecin de l'assurance. J'écoute le récit de la plaignante. Elle est très anxieuse, obnubilée par les conséquences de son traumatisme crânien. En particulier par l'absence de souvenirs de l'accident. Elle en fait une vraie fixation. Cela la ronge littéralement.

J'examine son dossier. Le certificat médical initial, rédigé lors de son hospitalisation, ne mentionne aucune perte de connaissance. « Ils ont oublié de le marquer, docteur. Ce n'est pas possible. D'ailleurs, je ne me souviens de rien. » En revanche, un autre certificat établi des mois plus tard mentionne « un traumatisme crânien grave diagnostiqué tardivement ».

Cette histoire est pour le moins bizarre. La patiente me signale l'IRM cérébrale que la psychologue lui avait suggéré de faire, et qui figure au dossier. Le radiologue qui a réalisé l'examen conclut dans son compte rendu à « des stigmates hémorragiques en situation temporale droite et para-ventriculaire gauche. Leur nature ancienne est attestée par l'hyposignal intense témoignant d'un dépôt d'hémosidérine ».

Jargon médical, mais dans un compte rendu c'est normal. En bref, le cerveau a saigné. Naturellement curieux, je reprends les clichés et j'essaie de retrouver les images décrites dans le compte rendu, qui précise d'ailleurs le numéro des planches concernées : « une lésion en situation temporale droite... (coupe 90, série 4), une autre petite image de même type en situation para-ventriculaire gauche, en regard du noyau caudé (coupes 89 et 90 de la série 4) ».

Aïe. J'ai atteint mes limites. Je suis incapable de décrypter les clichés. Je demande donc l'avis d'un spécialiste en neuroradiologie. Lequel m'explique que le radiologue s'est planté, que les images qu'il décrit sont des structures anatomiques normales du cerveau. Ou alors il y a erreur d'identité sur le compte rendu. Si le propriétaire du crâne dont il examine le cliché avait été victime d'un traumatisme grave, il en verrait nécessairement les traces.

Reste une question : pourquoi donc la demoiselle ne se souvient-elle pas du jour de l'accident ? Il faut trouver une explication, ne serait-ce que pour la rassurer. Pour en avoir le cœur net, je consulte, avec son autorisation, son dossier médical original. Et non la copie partielle qui lui avait été faite. La réponse est là, en toutes lettres. D'abord sur le compte rendu de prise en charge des sapeurs-pompiers : « Pas de perte de connaissance. Ivresse +++ ». Puis sur la feuille d'observation des urgences, avec la mention d'une alcoolémie supérieure à un gramme quatre-vingts. Enfin, dans le dossier infirmier, avec le suivi des soins durant l'hospitalisation : j'y retrouve la prise de psychotropes prescrits bien avant l'accident.

Entre l'alcool et ces médicaments, pas étonnant que la demoiselle n'ait pas de souvenir de son accident ! Sa bonne foi n'est pas en jeu, mais elle n'a jamais eu le moindre choc sur la tête. Finalement, elle ressort de cette expertise rassurée sur son cerveau... mais déçue pour sa future indemnisation.

12. Double vie, double mort

— Docteur Sapanet ?
— Oui.
— Bonjour, ici le commissariat de Poitiers. On a besoin de vous pour une découverte de cadavre.

Rien de très original. Je note l'adresse et je me mets en route.

Dans le hall de l'immeuble, je croise l'équipe du Samu qui remballe son matériel.

— Elle est morte, me dit l'infirmier.
— Je m'en doutais un peu...

Ce n'est pas parce que nous sommes lundi et que la semaine commence à peine que je n'ai pas le sens de la fine repartie. Non mais...

Je monte à l'étage indiqué. Les enquêteurs m'attendent dans l'entrée.

— Ah, docteur. C'est compliqué.

L'appartement est coquet, bien tenu. L'entrée et le salon sont nickel, sans la moindre trace de lutte ou de désordre. En revanche, le couloir du fond, qui dessert la chambre, les WC et la salle de bains, est parsemé de taches de sang. J'ouvre les portes une à une. La cuvette des toilettes est pleine de caillots de sang et de papier toilette maculé. La salle de bains ne vaut guère mieux.

Le bord de la baignoire porte la marque parfaitement dessinée, et ensanglantée, de deux fesses, avec une belle coulure rouge au milieu. Sur le sol, une paire de ciseaux souillée de sang. Il ne me reste plus que la chambre à visiter. J'en déduis que la victime doit s'y trouver. Brillante hypothèse, confirmée aussitôt la porte ouverte. Il y a des jours où je m'étonne.

La dame est allongée sur son lit, couchée sur le côté, complètement nue. Une mare de sang s'étale sous ses fesses. Elle présente manifestement le gros ventre et tous les signes extérieurs d'une femme enceinte. Elle est froide et déjà rigide, ce qui fait remonter le décès à une dizaine d'heures environ. Je ne note aucune trace de violence, en dehors de cet écoulement de sang entre ses cuisses.

Je retourne dans le salon pour retrouver les enquêteurs.

— Bon, allez-y, racontez-moi.

Les policiers n'ont pas perdu leur temps. Ils savent déjà presque tout. La victime était la maîtresse d'un homme respectable, marié et manifestement doté d'un grand sens de l'équité, au point d'avoir fait deux enfants à chacune d'elles. Représentant de commerce et souvent sur les routes, il avait également partagé sa vie. Du vendredi soir au lundi matin, il résidait chez son épouse légitime. Les autres soirs de la semaine, il posait sa valise chez la clandestine.

Ce bel ordonnancement a craqué quelques jours auparavant, lorsque la maîtresse, enceinte d'un troisième enfant presque à terme, l'a sommé de mettre fin à cette double vie et de prendre enfin ses responsabilités. Sous-entendu, de plaquer sa femme pour venir vivre avec elle. Le dimanche, elle l'a appelé à plusieurs reprises chez son épouse, au risque de le compromettre. Elle était seule, les enfants étaient chez une amie, et elle voulait le voir. Tout de suite.

Face à la crise qui menaçait, l'amant n'avait pas le choix. Le dimanche en fin de journée, il a prétexté une course urgente pour s'absenter du domicile conjugal. Arrivé chez sa maîtresse, il a tenté d'arranger les choses. Mais l'heure n'était plus à la négociation. Le ton est monté, la dispute s'est envenimée. Le bi-père a courageusement battu en retraite.

Le lundi matin, l'amie qui ramenait les enfants a trouvé porte close. Inquiète, elle a prévenu les secours, qui ont découvert le drame. Les policiers, alertés, entendent l'amie et placent illico l'amant en garde à vue.

Bien. J'en sais un peu plus. Je retourne au chevet de la défunte pour la suite de l'examen externe avec une petite idée en tête. À la palpation, le gros ventre de la dame se révèle vide. Il n'y a plus rien à l'intérieur. Je préviens les enquêteurs.

— Maintenant, il faut trouver le bébé.
— On a déjà tout fouillé, docteur.
— Cherchez encore. Tenez, vous avez regardé dans le sac qui traîne, là ?

Un sac sur lequel s'affiche en gros « Rêves d'enfant »...

L'autopsie donnera la clé de cette sordide affaire. La maîtresse n'a sans doute jamais eu l'intention de mettre fin à ses jours. Elle a seulement voulu supprimer l'enfant de cet homme qui ne voulait pas choisir. Dans un accès de rage, elle s'est assise sur le bord de la baignoire, a introduit une paire de ciseaux dans son vagin, donnant des grands coups pour tenter de poignarder le fœtus in utero. Ce qu'elle n'a pas réussi. En revanche, elle a endommagé plusieurs des gros vaisseaux sanguins de la région vaginale. Des vaisseaux rendus énormes par la proximité de l'accouchement. La lésion a entraîné l'expulsion du fœtus, but recherché, mais aussi une hémorragie qu'elle n'a pas réussi à contenir. Une intervention rapide des secours aurait sans doute pu la sauver.

Mais elle n'a pas appelé le Samu. Peut-être a-t-elle pensé que tout était terminé. L'enfant était parti. Elle allait recommencer sa vie, abandonner cet homme incapable de la choisir. Elle s'est allongée sur son lit, le cœur de nouveau plein d'espoir, et, lentement, elle s'est vidée de son sang.

13. Le gendarme et le lapin

Quoi de plus ordinaire qu'un accident de chasse... L'homme que j'ai sous les yeux a été refroidi d'un coup de carabine alors qu'il braconnait avec son frère dans la lumière du soleil couchant.

Harry et Guillaume avaient passé la fin de l'après-midi à battre la campagne, en quelques endroits discrets de leur connaissance, afin d'éviter toute mauvaise rencontre. Armés d'une carabine 22 long rifle à silencieux, ils avaient traqué poil et plume, abattant jusque-là un unique canard. Maigre butin pour un mois d'août. Aussi, lorsque, sur le chemin du retour, ils avaient aperçu la silhouette d'un lièvre se profilant au milieu d'un champ, ils n'avaient pas hésité. Harry, qui conduisait la vieille 4L, avait enfoncé la pédale de frein, Guillaume s'était emparé de l'arme et avait mis en joue sa cible au travers de la fenêtre du chauffeur. L'animal se tenait en effet sur le côté gauche de la route. Mais au moment de faire feu, le tireur avait involontairement heurté le tableau de bord avec la crosse de la carabine et atteint son frère à la tête. Guillaume poussait alors le blessé côté passager, prenait sa place au volant et filait aux urgences du CHU, où son frère était immédiatement placé en réanimation. Voilà pour la version de Guillaume, confus dans ses explications, accablé par son geste et incapable de s'expliquer en détail sur les faits.

L'affaire n'est pas compliquée. Seul point problématique, le récit de Guillaume ne colle pas avec mes observations. Je note dans mon rapport que « Harry a été blessé lors d'une action de chasse illégale, dans des circonstances qui rendent une origine accidentelle peu réaliste. Conducteur d'un véhicule automobile, il aurait été blessé à la tempe gauche par l'arme du passager placé à sa droite, le coup étant parti accidentellement, selon ce dernier... L'examen externe réalisé en réanimation chirurgicale note exclusivement deux traces traumatiques, une lésion crâniofaciale majeure et une petite érosion de la face externe de la jambe droite au tiers supérieur. La plaie crâniofaciale est caractéristique d'un projectile d'arme à feu de petit calibre (...) Le projectile a pénétré le crâne juste à l'extrémité externe du sourcil gauche ».

Sur le scanner, la balle s'est plantée dans l'os de la paroi opposée à l'orifice d'entrée ; la direction de tir est estimée à quarante-cinq degrés vers l'arrière et trente degrés vers le bas. Pour les gendarmes, l'hypothèse de l'accident semble très improbable. Ils penchent plutôt pour une tentative de meurtre, évoquant un différend familial. D'ailleurs, quatre jours plus tard, la tentative devient meurtre tout court : Harry décède des suites de sa blessure.

L'autopsie ne fait que confirmer mes premières observations aux urgences et sur le scanner. La blessure est difficilement compatible avec un tireur placé à droite. Face à mes conclusions, la juge d'instruction ordonne une reconstitution sur les lieux. Pour l'occasion, je suis accompagné de ma nouvelle interne, Marie, dont c'est la première sortie pour une reconstitution criminelle.

Nous nous retrouvons donc en rase campagne, par une belle fin de journée de novembre, quinze mois après l'autopsie. Les enquêteurs ont choisi l'heure pour être dans les mêmes conditions de lumière que le jour du drame. La petite route départementale est barrée pour l'occasion, les voitures de gendarmerie sont alignées sur le bas-côté. Scène un peu irréelle : la greffière a installé sa table, son siège et toute son informatique au beau milieu de la chaussée. Les pompiers assurent l'intendance : groupe électrogène, éclairage portable prêt à servir, ils ont même prévu la soupe chaude car cela risque de se terminer tard. De loin la scène a de quoi intriguer les automobilistes qui ralentissent sur la nationale voisine.

La voiture est placée selon les indications de Guillaume, manifestement au bord des larmes. Puis, guidé par sa voix, le major directeur d'enquête se dirige dans le champ, à une trentaine de mètres de la route. Dans ses bras, blotti au creux du coude, un lièvre. Enfin, plutôt un gros lapin, qui de loin semble s'agiter. Acheté sur frais de justice. Bien que la chasse soit ouverte, malgré leurs efforts, les gendarmes n'ont pu dénicher de lièvre et ont été contraints de s'en excuser auprès du magistrat instructeur.

Marie m'interroge :

— Mais comment va-t-il l'empêcher de bouger ?

— Justement, il ne faut pas l'empêcher de bouger, c'est comme le lièvre, il faut pouvoir le tirer...

— Mais c'est dangereux, avec la nationale derrière ! Et s'il rate son coup ?

— C'est pour ça qu'on a fait venir les pompiers... pour les premiers secours.

— Vous me faites marcher !

— Non, non. Les gendarmes sont là aussi, pour le constat... Et vous pourrez examiner la victime...

— Là, j'en suis sûre, vous me faites marcher.

— Marie, la carabine, elle est neutralisée, et le lapin, c'est une peluche...

— Mais je l'ai vu bouger !

— Oui, le major est très doué...

Bref, le principal figurant à l'origine du décès est délicatement placé sur le sol, les oreilles bien couchées en arrière. Juste derrière moi, les deux techniciens de la cellule d'investigation criminelle se déchaînent, à voix basse, lancés une fois de plus dans un de leurs paris habituels.

— Tiens, t'as vu ? Le major nous a posé un lapin...

— Ouaips... Pourtant, c'est le légiste qui a soulevé le lièvre !...

Court silence, puis :

— Je sais pas si ça va aider notre juge d'instruction, tout ça... Va bien falloir se décider entre accident et homicide... Pas facile de courir deux lièvres à la fois... 2-1, à toi.

— Tiens, t'as vu la p'tite interne du légiste ? Pas mal, hein ? D'ailleurs, j'ai vu l'œil du major... et celui du commandant, aussi. Vont quand même pas courir le même lièvre ? 2 partout.

Je les abandonne à leur joute pour revenir vers la juge d'instruction qui présente son arme à Guillaume. C'est une carabine à verrou, munie d'un chargeur pour dix cartouches. Toutes les opérations sont manuelles : après chaque tir, il faut ouvrir la culasse par un double mouvement du verrou et éjecter l'étui. Puis un mouvement inverse replace une nouvelle cartouche pour le tir suivant.

L'expert en balistique qui a étudié l'arme et les munitions est catégorique : un choc même violent sur l'arme correctement tenue, doigt sur le pontet, ne fait pas partir le coup. En revanche, cela est imaginable si le doigt a été laissé sur la détente. L'arme est difficile à réarmer. Ce que confirme Guillaume qui précise que, de toute façon, ce n'était pas gênant puisqu'il ne ratait jamais sa cible. Sauf ce jour-là.

L'expert nous montre le mouvement et les difficultés à le réaliser. Puis la juge confie l'arme à Guillaume et lui demande de manipuler le verrou, comme pour préparer le tir. Mais sans munition... Guillaume répète à plusieurs reprises la manœuvre. Effectivement, le verrou apparaît difficile à manipuler. L'arme m'est ensuite confiée. Pour moi qui utilise régulièrement des carabines à la chasse, mais dans d'autres calibres, l'impression qu'elle me donne est celle d'une arme dangereuse. Les mouvements du verrou se font en force, alors que sur une carabine de qualité deux doigts suffisent pour ouvrir et refermer la culasse.

Sous la dictée de la juge, tous ces éléments sont enregistrés par la greffière, toujours consciencieusement assise au beau milieu de la chaussée.

Pendant ce temps, le dialogue du lièvre et du lapin a bien évolué. Nos deux techniciens, qui se sont rapprochés, arrivent au terme de leur pari.

— Et t'as vu ? Là, sous tes yeux... La greffière...

— Quoi, la greffière ?

— Ben, la greffière, ça serait bien, au coin d'un bois, en criant « Lapin »... 9 partout.

— Et attends, elle sort d'où, celle-là ? J'vais vérifier dès ce soir...

— Tu peux y aller... Vérifie. Du Québec, mon pote, ça vient du Québec. Allez, j'ai pitié de toi, j't'achève, avec ma dernière : « A` lapin, lapin et demi... » 10-9, t'as perdu...

— J'y crois pas ! T'es pas la moitié d'un tricheur ! Lapin, lapin et demi ? Dans tes rêves ! Ça n'existe pas ! C'est malin, pas lapin. « À malin, malin et demi. »

— Justement, comme tu dis, dans mes rêves, ça existe. J'viens de l'inventer. Tu verrais ta tête... J'adore. Tu marches pas, tu cours ! Tu cours comme un lapin ! Cette fois, je l'ai pas inventée. T'es K.O. Hé, doc, c'est vous l'arbitre, vous êtes d'accord, il a perdu ? Il nous invite au resto, pour... un p'tit civet d'lièvre !!!

J'acquiesce :

— Eh bien oui, avec le p'tit civet, ça fait 11...

— Vous allez pas lui compter son demi-lapin ?

— Certes, mais même sans demi-lapin et sans civet, il a gagné...

— ...

Et, inspiré par la joute, je rajoute :

— Bon. D'accord pour le resto, mais j'offre lapereau...

La juge d'instruction, jusque-là absorbée par sa dictée saisie en live par la greffière, choisit ce moment pour nous rejoindre, très sérieuse.

— Bien, maintenant, à vous, docteur, sans perdre de temps. C'est la bonne lumière, on est juste entre chien et loup.

— Oui, ou... entre lièvre et lapin...

— Entre lièvre et lapin ? C'est trèèès imagé, ces expressions de la campagne... Moi qui suis parisienne, depuis que je suis dans les Deux-Sèvres, j'en apprends tous les jours...

J'ai du mal à garder mon sérieux. Entre lièvre et lapin... Mes deux compères s'éloignent très vite pour pouffer de rire à bonne distance.

L'ambiance redevient brutalement lourde. Il ne reste plus qu'à mettre en place le figurant-victime et l'auteur du coup de feu.

À la demande de la juge, Guillaume mime les gestes dont il se souvient. Il épaule la carabine déchargée, fait mine de tirer une première fois. Il précise alors que le lièvre est touché, mais seulement blessé. Immédiatement il recharge tant bien que mal. L'animal tente de fuir dans la direction opposée à celle de la voiture et se dirige vers la route. Je demande alors au figurant-conducteur de le suivre du regard. Spontanément il tourne la tête à gauche, puis les épaules. C'est impossible, il n'aurait pu être blessé à la tempe gauche ; ou alors la trajectoire de la balle dans son cerveau aurait été différente.

Je lance un tonitruant : « Je le vois, je le vois, il est derrière ! » Par réflexe, le figurant réalise le mouvement inverse, tête et buste vers la droite. À ce moment-là, je constate que non seulement le mouvement n'est pas d'une amplitude extrême et inhabituelle, mais qu'il correspond à ce que l'on fait dans un véhicule pour regarder derrière. Une petite différence cependant : si cela convient pour l'orifice d'entrée, la trajectoire de la balle est certes vers l'arrière, mais vers le haut et non vers le bas comme constaté sur le scanner.

Il est vraisemblable que la tête d'Harry était penchée, comme s'il avait voulu prendre un objet sur le sol de l'habitacle.

Je sollicite la juge :

— Pourriez-vous demander à Guillaume s'il y avait quelque chose derrière les sièges avant ?

— Oui, la housse de la carabine. Quand on chasse, dès que j'ai tiré, Harry récupère la housse et me la passe pour ranger l'arme. Comme ça, en cas de contrôle, on ne risque rien.

La séquence de mouvements m'apparaît vraisemblable : au moment du premier tir, Harry se recule vers l'arrière, afin de laisser passer l'arme. Après le tir, Harry veut attraper la housse de l'arme. Mais le lièvre est blessé, Guillaume manipule précipitamment l'arme pour la recharger. Les deux mouvements conjugués amènent l'extrémité du silencieux à hauteur de la tempe gauche du conducteur. Avant d'épauler à nouveau, Guillaume a remis le doigt sur la détente, grande imprudence dans la manipulation d'une arme. Lorsque celle-ci heurte l'habitacle, le coup part.

Un tir accidentel est donc possible, alors qu'isolée de son contexte, l'autopsie émettait pour le moins de sérieux doutes, pour ne pas dire une quasi-impossibilité et orientait l'enquête vers la piste criminelle. Vous pensez ! Un tir dans la tempe gauche par un tireur placé à droite !

— Voilà, madame la juge. C'était tout l'intérêt de votre reconstitution. Tout était dans ce mouvement. C'était là le nœud de l'affaire. C'est là que gîtait le lièvre, comme on dit chez nous !

Derrière nous, les deux compères qui avaient difficilement repris leur sérieux s'éloignent précipitamment, les épaules secouées d'un fou rire désormais incontrôlable.

Nul ne sait ce qu'il est advenu du lièvre blessé le soir fatidique. En revanche, le lapin en peluche se retrouve, dès la fin de la reconstitution, dans les bras de Marie. Laquelle lui manifeste immédiatement une immense tendresse. Touché par cette manifestation de mon interne, je demande discrètement à la greffière si Marie pourrait être la gardienne de la peluche. Courte discussion avec la juge d'instruction. Impossible, m'explique-t-elle. Le lapin est un objet « utile à la manifestation de la vérité » et la justice ne peut donc s'en défaire. Marie doit rendre le lapin.

Quant à Guillaume, il lui reste le fardeau de sa culpabilité. Mais au moins n'est-il plus suspecté du pire : avoir tué volontairement son frère.

14. Le dépeçage

Mon cadavre parle : pas de doute, c'est un guet-apens. Avec au moins deux tireurs, peut-être trois. À moins que l'un d'entre eux n'ait doublé son tir.

D'abord il y a cet orifice à la limite du dos et de la poitrine, sur le côté droit, sous l'épaule. Le projectile a laissé une trace bien marquée. Un fusil de chasse, du calibre 12, et compte tenu des limites bien nettes, à l'emporte-pièce, sans doute une balle Brenneke. C'est l'orifice d'entrée : bien net, légèrement ovale. La balle a tout traversé : il y a un orifice de sortie, en avant du précédent, du même côté. Lui est plus large. Une incision entre les deux : la balle n'a pas pénétré la cavité thoracique. Certes ça a dû faire mal, mais cette plaie n'est pas mortelle. J'évalue le tir : d'arrière en avant, légèrement de droite à gauche, de haut en bas. Autrement dit, ce tireur était en hauteur, à droite de ma victime, un peu dans son dos.

Des voix interrompent mes réflexions :

— Alors, doc, ça avance ?

— Hé, doc, c'est quand le résultat ? Vous pouvez nous dire ?

— Ouais, parce qu'on a tous parié ! Alors je ne tiens pas à perdre...

Aujourd'hui ça traînerait plutôt. Il a fallu aller chercher la victime dans les bois, sous une pluie battante.

Un corps de cent kilos, ça ne facilite pas le travail. Une victime bien grosse à souhait, et en plus une table que je ne peux régler en hauteur. Et mes instruments qui, aujourd'hui, comme par hasard, coupent mal. En plus, c'est le deuxième corps, c'est dimanche, effectif minimum, ma secrétaire n'est pas là. Mon rendement s'en ressent. Bref, je suis fatigué...

Il est rare que mon activité donne lieu à des paris. Mais aujourd'hui, avec deux ou trois balles et plusieurs coups de couteau, la tentation était grande pour ceux qui attendent plus ou moins sagement que j'aie terminé : engager des enjeux sur la lésion mortelle.

J'annonce :

— Ce n'est pas la Brenneke tirée à droite.

— C'est pas possible, doc : dans le dos et dans le thorax, ça a forcément perforé les poumons !

— Qui c'est, le spécialiste de l'anatomie, vous ou moi ? Elle n'a même pas pénétré le thorax. Elle est passée dans le gras et les muscles de la paroi. Alors les poumons...

— Merde, j'aurais juré !

— T'as perdu, s'exclame l'un.

— J'te l'avais dit ! rétorque un autre...

— Bon, vous me laissez travailler ? Sinon cette nuit on y est encore...

Je passe à la lésion suivante : l'épaule gauche. Là, l'orifice d'entrée, également situé en arrière, est beaucoup plus petit. Entre sept et huit millimètres. Cela fait beaucoup de calibres possibles. Ils défilent dans ma tête, associés à autant d'armes. Mais sous la peau presque intacte, mes doigts palpent un véritable hachis. Il faut en avoir le cœur net, essayer de retrouver le projectile. J'incise la peau, à distance de l'orifice. C'est une véritable cavité que je retrouve en profondeur. Les dégâts sont monstrueux : l'humérus est pulvérisé en petits fragments, les muscles dilacérés. On dirait comme une boule de steak haché entre quelques faisceaux musculaires préservés. Les aponévroses, les nerfs, les gros vaisseaux, tout a subi une terrible pression.

Tout de suite une image s'impose : ce n'est pas une balle blindée qui a fait ces dégâts. Les balles blindées blessent mais passent à travers les chairs sans se fragmenter. Ou alors il s'agit d'un projectile à très haute vitesse initiale, dont l'onde de choc crée une cavitation. Mais ici, les petits fragments métalliques que je sens au travers de mes gants anti-coupures en témoignent : la balle a éclaté. C'est une munition à haute vitesse initiale, non blindée.

J'annonce :

— Calibre 300 Winchester Magnum. Ogive non blindée. Vitesse initiale autour de mille mètres par seconde.

— Tu vois, j'ai gagné !

— Attendez, je n'ai pas dit que c'était la cause de la mort !

— Hé, doc, déconnez pas ! Vous avez vu les dégâts ?

— Oui, mais dans les articulations, les muscles, etc. Rien d'immédiatement vital !

— C'est jouer sur les mots ! Vous n'allez pas me faire perdre mon pari ? Et les artères ? Ça tue, les artères !

— Un légiste, ça doit rester objectif... Attendez la suite...

La suite, c'est la même chose en pire. La troisième balle a pénétré au-dessus de la hanche. Le même type de projectile. Mais tiré du côté droit. D'où l'hypothèse de trois tireurs. Elle a percuté la dernière vertèbre lombaire, éclatée dans une bouillie infâme. Mais l'aorte est intacte et cela n'a presque pas saigné.

— Là, doc, cette fois-ci c'est sûr, ça l'a immobilisée ! Vous ne pouvez pas dire le contraire !

— Rappelez-moi votre pari : c'est "qui l'a immobilisée" ou "qui l'a tuée " ? Parce que ça, ça ne tue pas. Enfin pas tout de suite... Oui, ça l'a immobilisée. Pas tuée.

Déception générale. Je comprends brutalement que beaucoup dans l'assistance ont perdu leur pari.

— Bon, je vous dis tout : ce sont les coups de couteau dans la poitrine. Deux coups de dague. Très violents et bien portés. Deux plaies du cœur et une hémorragie massive.

À peine ai-je fini ma phrase que retentit un brutal
« Bon, alors, qui l'a tuée ? »

— Le coup de dague d'Hubert. Il a fait de sacrés progrès, avec sa dague. Les autres, Bernard, Jacques et Nicolas, ils ont juste tiré...

Protestations véhémentes. Le président rajoute :

— Et tu nous fais combien de morceaux ?

Je regarde la biche, puis Bernard et Serge qui découpent avec moi.

— Quatorze belles parts, ça te va, ?

Ironie de la vie, télescopage entre loisirs et métier, le lendemain ce sont d'autres morceaux qui m'attendent sur la table en inox de mon service, pour une mission bien particulière.

15. Mission sur pièces

L'histoire commence quelques semaines plus tôt dans un quartier « chaud » de Poitiers. Tard dans la nuit, une patrouille de la BAC (Brigade anti-criminalité) surprend un jeune voleur de mobylette en pleine action. Flagrant délit : l'individu, déjà connu des services de police, est conduit au commissariat et placé en garde à vue pour vingt-quatre heures. Simple routine.

Le temps passe. Le garçon s'énerve.
— Quand est-ce que je sors ?
— Que tu quoi ?
— Ben, que je sors, quoi. Z'allez pas me garder toute la nuit ?
— Pourquoi pas ? T'es bien, là. Y fait chaud, tu peux dormir, tu risques rien. Tu veux voir un médecin ? Ou ton avocat ? On te les a dits, tes droits...
— Ben ouais, j'ai même l'droit d'me taire...
— Eh bien voilà. Tu te tais.

Les policiers, toujours curieux de savoir jusqu'où l'impatience peut conduire, le laissent mijoter. Choix judicieux, à en juger par la suite des événements.

— M'sieur, c'est pas drôle, vot'truc ! Ils vont s'inquiéter à la maison...

— Rappelle-toi tes droits. Tu peux passer un coup de fil...

— Et alors je sors ?

— Tu rigoles ?

— Bon, c'est qu'une mob !

— Ouais, mais pas à toi...

— Une mob, vous pouvez oublier, non ? Soyez pas chiens...

— Une mob, c'est une mob. Et un voleur de mob, c'est un voleur de mob. Le proc, il va être content de te revoir... Il y a pas longtemps qu'il t'a vu dans son bureau... Cette fois je crois que tu vas y avoir droit...

— J'ai pas envie d'y retourner. Allez !

— Quoi, allez ?

— Bon. J'ai un scoop pour vous. Vous oubliez le vol de la mob et je vous donne un tuyau.

— Raconte d'abord, on verra après.

— C'est mon frère.

— Lequel ?

— Le grand.

— Et alors ?

— Il prépare un casse.

— C'est pas un scoop, ça. Surtout comme on le connaît... T'as rien d'autre à nous donner ?

— Ben quand même, c'est un camion de la Brink's et la trésorerie du CHU !

— Ouais. Bof. C'est un tuyau percé, ça. La Brink's, c'est pas gagné. Et la trésorerie du CHU, il va être déçu, ton frère... Je sens que tu vas te débrouiller avec le proc pour ton vol de mob. Allez zou, retour en cellule.

Raté. Le jeune homme, qui espérait bien revoir la lumière du jour, retourne dans son trou. Avec peut-être, en perspective, un petit séjour derrière les barreaux si le procureur est de mauvaise humeur. Après une courte réflexion, et alors que la première journée de garde à vue touche à sa fin, le garçon demande à revoir l'officier de police.

— Vous oubliez mon affaire et je vous donne un vrai truc.
— Arrête, tu nous as déjà fait le coup. C'est toujours sur ton frère ? Si c'est tes histoires de braquage, c'est même pas la peine...
— Ouais c'est mon frère, mais c'est pas les braquages. Ce con-là, il a buté Dialo.
Le lieutenant tend l'oreille.
— Il a buté Dialo ? Le toxico ? C'était quand ?
— Je sais plus. Mais c'était une nuit, dans les grottes des Lourdines, à Migné-Auxances. Il a buté Dialo.
— Et qu'est-ce qu'il en a fait, de Dialo, ton frère ?
— Oh, c'est compliqué. J'sais pas tout. Mais j'sais où il est.
— Eh bien c'est parfait, tu vas sortir.
— J'savais bien qu'vous m'relâcheriez.
— Non, non, t'as pas compris. On va tous sortir, et tu nous montres où c'est...
— J'veux bien mais je sais pas nager !
— ...
— Il est dans le Clain, près de la Mérigotte.
— La Mérigotte ? Près du pont SNCF, à Poitiers ? Ben il a voyagé ton cadavre ! Et vous l'avez jeté comme ça ? Parce qu'avec le courant, il a dû faire encore un bout de chemin... à la nage !
— Oh, ça risque pas, il est dans des sacs. Avec des haltères.
— Dans des sacs ?
— Oui, on l'a découpé...

Forts de ces indications, les pompiers remontent du fond de l'eau trois sacs de sport lestés de divers objets volés : alternateur de voiture, disques de fonte d'haltérophilie... Et, comme annoncé, les restes anatomiques de Monsieur Dialo, qui prennent la direction des salles d'autopsie du CHU. Je suis coincé à Paris pour plusieurs jours, par des réunions importantes. Le confrère qui déballe les sacs est en formation dans mon unité. Depuis plus d'un an déjà. Très méticuleux. Compte tenu du problème, il va être occupé un moment. Son bilan final, c'est un puzzle incomplet de quatorze pièces et quelques évidences : hormis un fracas de la jambe droite, toutes les coupes sont parfaitement nettes et d'une précision chirurgicale. Elles ne comportent aucune trace d'hématome ni d'infiltration sanguine des parties molles, signe que les sections ont été faites après la mort du sujet. Une chance pour lui ! La tête présente la trace d'un impact violent sur le cuir chevelu, également post mortem. L'examen anatomique détaillé des morceaux ne permet pas d'aller plus loin pour le moment. En particulier, aucun indice n'oriente sur les causes de la mort. Faute de tronc, la pièce manquante. Mais c'est bien le Dialo-toxico connu des services de police : les doigts ont parlé, ils correspondent à ses empreintes.

Pendant ce temps, notre voleur de mob a rejoint le commissariat. C'est que sa situation a changé : de voleur de mob il a grimpé dans la hiérarchie. Il est devenu receleur. Receleur de cadavre. Du coup la garde à vue continue. Notre nouveau promu continue à parler et donne une autre identité, celle d'un autre jeune, terrorisé par le grand frère et sous sa totale dépendance. Lui aurait participé à la découpe. Il rejoint rapidement le commissariat, entre deux flics. Un bavard, lui aussi. Car s'il a peur du grand frère, lui non plus n'a pas envie cependant de finir sa vie en prison. Il connaît l'endroit exact des événements.

Direction les grottes des Lourdines, à Migné, à la sortie nord de Poitiers. En fait de grottes, ce sont d'anciennes carrières. Avec déjà un autre drame en 1917 quand la fabrique de gargousses avait explosé. Là, les traces de fouilles sont évidentes, dans une des multiples cavités du site. Mais surtout la poêle à frire parle à son tour. Cet engin sert à détecter les métaux, et une douille de calibre 45, c'est du métal... Saisie de l'objet. Les policiers ont la douille, mais ni projectile, ni arme. Ni torse...

Reste à s'occuper du grand frère. Face aux enquêteurs, et surtout à tous les indices présentés, il se met rapidement à table. Il explique la discussion houleuse avec Dialo, qui lui devait de l'argent pour une livraison de drogue, puis le coup de feu parti « tout seul » alors que Dialo se jetait sur lui, enfin sa chute, raide mort. Un accident du travail, en quelque sorte.

La suite s'est avérée délicate. Dans un premier temps, le grand frère avait pris à sa charge les opérations funéraires. L'enterrement avait eu lieu dans la plus stricte intimité, sur place, dans un trou creusé tant bien que mal. Mais la cérémonie s'était mal passée. Plus grande que prévue, sa victime résistait à toute inhumation. Du coup, le grand frère avait été obligé « de le raccourcir un peu » en cassant la jambe droite à grand renfort de pioche. Mais cette inhumation le tracassait. Trop superficielle à son goût. Or les Lourdines sont très fréquentées par des promeneurs et leurs chiens, qui risquaient fort de renifler l'odeur du cadavre, enfoui sous quelques centimètres de terre seulement.

Quelques jours plus tard, changement de méthode. Pourquoi ne pas le découper en morceaux, façon « dépanneur d'ascenseur » dans le film Le Père Noël est une ordure ? Pour cela, il avait besoin d'aide. Le grand frère a donc fait appel à l'un de ses clients, un garçon qui ne pouvait rien lui refuser, sauf à risquer un tabassage en règle et un abandon à poil en pleine nuit au fin fond d'une forêt, comme il en avait déjà été victime. Car le grand frère n'est pas un tendre...

Les deux garçons sont retournés aux Lourdines munis de tout le matériel nécessaire et ont déterré le corps. Lors de l'extraction, l'un des deux apprentis terrassiers a d'ailleurs fichu un coup de pelle malencontreux sur le crâne du macchabée. Puis ils se sont attelés à la découpe, à l'aide de plusieurs scies. Rapidement, le volontaire désigné d'office a fait défection, manquant de tourner de l'œil au simple bruit de la lame entamant les os. Le tireur a donc œuvré seul, comme un as du rayon boucherie.

Ce travail de pro a intrigué le juge d'instruction qui voudrait bien savoir qui a fait quoi dans cette affaire. C'est ainsi que ce lundi matin, après la journée de chasse et la séance de découpe de la veille, je me retrouve à nouveau avec quatorze morceaux, cette fois humains, à peine décongelés, sur ma table d'autopsie. Car mon collègue avait tout mis de côté, on ne sait jamais...

Ma mission est originale : déterminer si un ou plusieurs instruments ont été utilisés lors du dépeçage et vérifier si mes observations sont compatibles avec les déclarations des suspects.

L'examen des parties molles montre des coupes nettes, faites par une lame non crantée et parfaitement aiguisée. L'auteur a donc commencé par une incision au couteau. Puis, une fois arrivé sur l'os, il est passé à la scie. Les sections osseuses portent les stigmates des dents d'acier. Chaque type de lame laisse d'ailleurs une marque distincte. Mais pour en faire un relevé précis, je dois auparavant me livrer à une préparation un peu spéciale pour dégager au mieux les os. Une sorte de cuisine du légiste. C'est là que la préparation des ragoûts apporte des connaissances pratiques bien utiles. En effet, il faut ôter totalement les parties molles, sans créer la moindre trace supplémentaire sur les os.

Vu la taille des morceaux, pas question de tout cuire : je n'ai pas de faitout assez grand... Aussi, je procède dans un premier temps à des recoupes pour ne garder que les cinq centimètres à proximité des traits de scie. Puis j'identifie le côté de mon intervention à l'aide d'un fil métallique passé dans l'os. Chaque fil porte un scellé plombé avec une marque spécifique pour chaque os. Histoire de ne pas confondre tranche d'humérus droit et tranche de tibia gauche dans mon osso-buco géant... J'enlève ensuite le plus gros des muscles en les coupant au couteau, à distance de l'os. Enfin, je décharne chaque échantillon au plus près de l'os, au moyen d'outils en matière plastique, afin de ne pas laisser de traces parasites. Vient ensuite l'opération pot-au-feu. Il s'agit d'éliminer les restes de fibres musculaires et surtout les tendons et les cartilages. Le plus dur est de trouver un coin tranquille, à l'abri des regards. J'envisage un instant les plaques à induction de ma cuisine, mais, allez savoir pourquoi, je me heurte à une résistance familiale très nette... Après de longues négociations, le service d'anatomie pathologique me laisse la disposition d'une hotte aspirante pendant quelques heures. Mais en dehors des heures de service... histoire de ne pas horrifier les techniciens... Car il s'agit d'évacuer les vapeurs et les odeurs dont je prévois qu'elles vont diffuser largement en dehors de la pièce.

C'est ainsi que les prélèvements passent quatre heures trente dans l'eau bouillante, avec un petit bouquet garni pour améliorer les odeurs. Suffisamment pour les débarrasser de la totalité des tendons, transformés en gélatine. Ultime opération, chaque pièce est trempée dans un bain de soude concentrée pendant vingt-quatre heures, afin de dissoudre les derniers restes de cartilage et d'insertion tendineuse. Un passage dans l'acide orthophosphorique à quatre-vingts pour cent pour neutraliser la soude, un rinçage abondant, et je récupère des pièces osseuses parfaitement propres et sans odeur.

L'examen des tranches de section peut commencer. D'abord à l'œil nu, puis sous la loupe binoculaire, au grossissement trente. Je retrouve sur les os la trace du couteau qui a servi à couper les parties molles jusqu'à l'os. Les attaques à la scie sont franches, sauf sur un seul échantillon qui montre très nettement des hésitations, des reprises et des maladresses. C'est le complice, cela correspond parfaitement à ses aveux quand il dit qu'il n'a pu aller au bout de sa sinistre besogne. Deux types de lames ont été utilisés : une lame à petites dents, de type scie à métaux, et une scie à large denture, de type scie d'élagueur.

Reste l'énigme du thorax. Qu'est-il devenu ? Les interrogatoires se poursuivent dans le bureau du juge d'instruction, mais le grand frère reste désespérément silencieux. À force d'insister, la réponse finit par arriver et le juge comprend mieux les réticences de l'auteur présumé : l'affaire a tourné à l'autopsie sauvage.

Très informé des techniques scientifiques grâce aux séries télévisées, le grand frère avait ensuite tenté de récupérer le projectile, logé quelque part dans la poitrine. Il s'agissait de couper l'herbe sous le pied des experts en balistique, en les empêchant de remonter à l'arme du crime, et donc au tireur, à partir des traces relevées sur la balle. Le tronc avait été transporté dans la cave d'un immeuble. Là, à l'abri des regards indiscrets, la scène avait pris une dimension digne des films d'horreur les plus gore. Dévidant les tripes, arrachant foie, rate et estomac, patouillant au travers des poumons et du cœur, celui qui avait fait preuve de tant de professionnalisme lors de sa découpe s'était transformé en un très mauvais apprenti légiste.

Sa recherche du projectile était restée vaine. Peut-être cherchait-il au mauvais endroit : d'après ses déclarations, il y avait en effet de fortes probabilités que la balle soit allée se loger dans une vertèbre. D'autant plus qu'elle n'était pas ressortie du corps. Mais sans examen radiologique, et surtout sans la bonne méthode, il n'avait aucune chance de mettre la main dessus. Quand bien même elle se serait logée dans un poumon ou un autre organe, on ne s'improvise pas légiste...

Devant cet échec, il restait à tout évacuer discrètement. Toujours dans la cave, reprise des opérations ! Mais cette fois-ci, on passe à l'étape industrielle : pas question de se fatiguer, c'est la mécanisation des opérations ; à coups de scie circulaire sur la colonne vertébrale, le tronc est vite débité. Certes les projections de sang et de débris humains sur les murs de la cave ne sont pas discrètes, mais qui viendrait ici, où le grand frère règne en maître et impose le silence ? Puis les morceaux sont mis dans des sacs-poubelles, qui sont ensuite jetés dans les containers destinés aux ordures ménagères. Le tronc a ainsi définitivement disparu.

Mais ces efforts de dissimulation balistique auront été bien inutiles. Les policiers ont en leur possession plusieurs armes découvertes lors de la perquisition effectuée dans la caravane du tireur présumé. Ils ont notamment mis la main sur un colt de calibre 45. Or, c'est le calibre d'une douille percutée retrouvée sur les lieux du crime. Elle portait sur son culot la marque distinctive laissée par l'extracteur dudit colt. Une preuve tout aussi formelle que les stries du canon rayé sur la balle. C'était la preuve que cette arme, portant les empreintes du tireur présumé, avait bien été utilisée dans la grotte. Coincé, le grand frère !

Lors du procès des deux accusés devant la cour d'assises de la Vienne, le principal protagoniste donnera quelques précisions : la victime devait effectivement de l'argent à son dealer pour quelques livraisons de dope. Il n'avait pas réglé non plus le téléviseur – provenant d'un cambriolage – que le même dealer lui avait fourni. Une dette estimée à environ trois mille euros. Le principal accusé a été condamné à vingt ans. Son complice contraint et forcé a pris trois ans. Pour recel de cadavre et complicité de destruction de preuves....

16. La descente canadienne

La Plagne. Un mois de février glacial. Programme extrême : Jean, notre guide, nous a concocté une surprise pour inaugurer ce séjour de neige : le couloir des Canadiens, dans la face nord du sommet de Bellecôte. Un mythe du hors-piste. Rarement accessible, car il faut des conditions idéales. C'est que la pente est raide, et le couloir souvent parcouru par des avalanches. Comme celle qui avait emporté un groupe de Canadiens sur mille cinq cents mètres de dénivelé. Ou plus récemment un surfeur imprudent.

Après les remontées mécaniques et une bonne heure de montée à pied, c'est l'arrivée sur la crête. Vue vertigineuse sur le bas de la vallée. Le départ est sacrément raide, plus de quarante-cinq degrés de pente. Mais le temps est idéal et la neige parfaite. En bas, mille mètres au-dessous de nous, un petit groupe est engagé sur la pente. Pas question de se lancer tant qu'ils sont là, il faut attendre, le temps qu'ils rejoignent un éperon rocheux. C'est un instant parfait, fait de soleil et d'air pur dans un environnement immaculé.

C'est alors que je sens dans une de mes poches la vibration lancinante de mon téléphone portable. Cette interférence intempestive me ramène brutalement à une autre réalité. D'autant que je n'ai aucun doute sur l'identité de l'appelant. Ce ne peut être que Sophie, ma secrétaire au CHU. Ce fichu téléphone, j'ai oublié de le couper ce matin, en préparant mon sac. Une grossière erreur de préparation. Aïe, dans dix secondes, il va se mettre à sonner. Une sonnerie en hors-piste, c'est totalement incongru. Dans notre groupe, c'est même considéré comme un manque de savoir-vivre. Je m'empresse de le réduire au silence. On verra plus tard. D'autant que Jean vient juste de plonger dans la pente et de disparaître dans un nuage de poudre. J'oublie vite le coup de fil pour me laisser griser par une descente époustouflante. Une heure plus tard et des centaines de mètres plus bas, je m'apprête à savourer, avec mes camarades d'expédition, un succulent repas à l'auberge de l'Ancolie, à Peisey-Nancroix. L'Ancolie fait partie du mythe de la face nord. On y arrive quasiment les skis aux pieds, puis on abandonne les chaussures de ski pour de confortables chaussons et c'est l'accueil d'un bon feu de bois qui crépite dans la cheminée. Les terrines – lièvre aux pistaches, sanglier aux baies – sont déjà sur la table.

J'en salive à l'avance, lorsque mon téléphone refait des siennes. Cette fois, je me sens un peu obligé de répondre. Bah, les terrines ne vont pas refroidir. Je m'éloigne et me fais le plus discret possible. Le savoir vivre, toujours !

— Oui, Sophie ?

— Docteur Sapanet, on a un problème avec notre Turc.

Le Turc. Je l'avais déjà oublié. J'ai fait son autopsie l'avant-veille. Corps en état de décomposition extrêmement avancé, découvert dans une petite caravane délabrée fréquentée surtout par des sans-abri. Aucun signe d'agression décelé à l'examen, tous les éléments pour une mort naturelle. Quant à l'identité, je l'avais établie par comparaison avec un dossier dentaire fourni par les enquêteurs, dossier correspondant à un travailleur turc. La parfaite corrélation entre les observations cliniques et les notes du dentiste ne laissait strictement aucun doute sur son identité. Bref, une affaire carrée où tout était clair.

J'ai donc délivré le certificat de décès. Puis, comme la famille désirait qu'il retourne en Turquie, nous avions conditionné le corps dans un cercueil spécial afin d'être transporté par voie aérienne. Hermétique, scellé et muni d'une cartouche filtrante. Histoire d'éviter les mauvaises odeurs et l'explosion du cercueil dans la soute...Et sur ce, j'étais parti en vacances. Sauf que la famille avait été prise d'un doute et pour être certaine qu'il s'agissait bien de son mort, elle avait posé une question simple, une seule, au garçon d'amphithéâtre : était-il circoncis ? Malheureusement, compte tenu de l'état du corps et de l'intérêt très relatif de cette information, je n'avais pas noté ce détail dans mon rapport. Ni même lors de mon examen.

— Docteur, la famille ne veut pas faire partir le corps tant que l'on n'a pas répondu à la question. Elle ne veut rien savoir, le rapport dentaire elle s'en fiche, elle veut une réponse sur la circoncision.
— C'est ennuyeux. Je n'ai pas de souvenir. Vous-même, pendant l'autopsie, est-ce que vous y avez prêté une attention particulière ?
— Je n'ai pas regardé.
— Bien. Il n'y a qu'une solution. Il faut rouvrir le

cercueil et aller voir. Vous avez qui sous la main, comme légiste ?

— Aujourd'hui, personne. Docteur, le corps doit partir demain...

Il y a un zeste d'angoisse dans sa voix.
— Alors, vous savez ce qu'il vous reste à faire. Vous faites venir un enquêteur, et devant lui, vous descellez le cercueil, vous l'ouvrez, vous ouvrez la housse, vous déshabillez le minimum indispensable pour accéder à la chose et vous me tenez au courant.

Sur ce, retour aux choses sérieuses : j'oublie illico mon Turc et m'en retourne à mes terrines.

Sophie s'acquittera fort bien de la besogne, me laissant enfin profiter pleinement de la neige de cet hiver 2000.

17. L'homme du puits

29 janvier 1998. J'assiste à un congrès, les cinquièmes assises nationales d'ORL, qui se tiennent à Nice. Je viens juste de terminer ma communication sur les aspects médico-légaux du « syndrome algo-dysfonctionnel post-traumatique de l'appareil manducateur ». Il se fait tard, et avec les copains, nous nous dirigeons vers un restaurant. Le Niçois de la petite bande nous assure que l'on pourra y déguster quelques plats typiques de la gastronomie locale. Sur les conseils du chef, je me laisse tenter, en guise d'entrée, par un « stockfisch », du poisson préparé selon une recette traditionnelle datant du XIXe siècle. Selon le tenancier, à cette époque, le poisson était placé dans de grandes barriques de saumure, afin de se conserver pendant son transport en charrette dans l'arrière-pays où il servait de source de protéines.

Quelques instants plus tard, le serveur pose devant moi une grande assiette. Au milieu, de petits morceaux de quelque chose que je n'identifie pas immédiatement, entourés de pommes vapeur chaudes et de quelques feuilles de salade pour faire joli. J'aime la bonne cuisine, et pour en apprécier toutes les délices, je commence par humer le fumet des plats. Je prends donc mon assiette, je la porte à la hauteur de mon nez, je ferme les yeux et j'inspire. Brutale interférence : l'image d'un cadavre putréfié s'affiche illico dans mon esprit.

Je le reconnais, ce mort. Il est passé entre mes mains des mois plus tôt, tout droit sorti du puits dans lequel il macérait depuis deux ans. La même odeur... J'essaye de chasser cette vision dérangeante. Les copains perçoivent le léger trouble qui me traverse. Le confrère niçois m'interroge :

— Il y a quelque chose qui ne va pas ?
— Non, rien, juste l'odeur. C'est surprenant.
— Ah oui, le stockfisch. C'est spécial.
— M'ouais. Je dirais même plus : très spécial...

Sur ce, je m'empare de ma fourchette, ce n'est pas une petite mauvaise odeur qui va me faire reculer. J'examine plus attentivement mon assiette : à l'œil, ça ressemble à de petits morceaux de hareng un peu trop longtemps mariné. Entre couteau et fourchette, au contact, ça se délite facilement. Un peu comme le maquereau en boîte. Je pique dans la chose et je goûte. Deuxième flash : mon cadavre, je suis en train de le manger ! Et il n'est pas exquis... Fin de la fête. Je jette l'éponge, l'appétit coupé. Je laisse les amis se sustenter, attendant l'heure du digestif et des cigares, un luxe que l'époque permet, pour leur narrer l'affaire.

Ce macchabée-là est arrivé sur ma table d'autopsie un beau matin, après avoir été extrait par les pompiers d'un puits de soixante-dix centimètres de diamètre. Il reposait, assis, par quarante mètres de fond, baignant dans quarante centimètres d'eau.

Du corps, il ne reste qu'un gros morceau, composé des deux cuisses, du bassin et de l'abdomen, dans un état de conservation remarquable du dessus du genou au milieu des côtes. Dans cette partie, tout y est. La peau a pris une couleur marron clair, genre carton d'emballage, avec un aspect fripé et gonflé, en raison du séjour dans l'eau. Autre conséquence de l'immersion, la graisse du corps s'est « saponifiée », transformée en une sorte de substance blanchâtre qui a la dureté du savon. Ce qui reste n'est guère reluisant : les bras, avant-bras, mains sont réduits à l'état de squelette, seulement maintenus en place par quelques ligaments rescapés. Quant à la tête et à la jambe droite, elles sont portées manquantes. Le gendarme qui assiste à l'autopsie me brosse rapidement le tableau.

Ce sont les psychiatres de l'hôpital qui ont donné l'alerte. Ils avaient reçu aux urgences un homme en plein délire mystique. Le bougre, manifestement très perturbé, ne cessait de répéter inlassablement : « Dieu m'a dit : "Fais ceci", Dieu m'a dit : "Fais cela"... ». Hospitalisé, le malade continuait à rabâcher son antienne. Jusqu'à ce que, après quinze jours de ce régime, l'un des psys du service ne se décide à écouter, au-delà des premiers mots, la suite du discours. Et entende alors le message complet : « Dieu m'a dit : "Pousse-le dans le puits". »

Pris d'un doute, le médecin a alerté le procureur, lequel a dépêché les gendarmes au domicile de l'interné. Les pandores ont eu du mal à trouver l'endroit, aux confins du département. Cette Vienne profonde et reculée, encore traversée par des histoires de sorcellerie et de mauvais sort... Pas très loin de l'empoisonneuse de Loudun. Ils ont découvert une masure sans confort, au sol de terre battue, sans eau ni électricité, avec pour tout chauffage une cheminée noircie. L'homme qui vivait là, entre misère et alcool, était un ancien journalier, l'un de ces employés aux travaux les plus durs dans les fermes environnantes. Parenthèse dans le siècle, le hameau désert semblait avoir été oublié par l'avancée du progrès. Pourtant, des hommes avaient vécu ici... Des hommes, car, outre le pauvre fou, un certain Jacky occupait la cahute voisine. C'est du moins ce qu'expliquèrent aux gendarmes les gens du coin. Sauf que de Jacky, point de trace. Disparu, envolé, volatilisé. Oh, il n'était pas allé bien loin. Car c'est sans doute lui que les pompiers avaient retrouvé au fond de l'un des deux puits du hameau. Restait à s'en assurer, et donc à remonter le corps du malheureux. Cela n'a pas été une mince affaire, dans l'étroit boyau creusé entièrement à la main au travers de l'épaisse couche de tuffeau, ce calcaire friable dont sont faites les maisons du coin. C'est d'ailleurs au cours de cette opération que la tête et la jambe droite, quelques vertèbres et deux ou trois côtes se sont détachées du corps.

Voilà donc mon client sur la table, avec cette odeur prégnante. À moi de déterminer s'il s'agit bien de Jacky, dont on ne sait pas grand-chose, et d'établir les causes de la mort survenue deux ans auparavant. Bref, de faire parler ce corps incomplet. La seule chose tangible révélée par l'autopsie, c'est la présence de fils chirurgicaux non résorbables, fixés sur le péritoine et les muscles abdominaux au niveau du nombril. Il lui manque la rate. Le présumé Jacky a donc subi une intervention chirurgicale ancienne. D'ailleurs, les enquêteurs ont retrouvé, dans les archives de l'hôpital, la trace du passage d'un certain Jacky. Hospitalisé à la suite d'un accident de moto, il avait été opéré en urgence afin de stopper une hémorragie abdominale, pouvant tout à fait correspondre aux éléments retrouvés sur le corps. Mais le dossier signalait également une fracture ouverte de la jambe droite, celle malheureusement qui était retombée au fond du puits. Jacky ayant profité de son passage à l'hôpital pour faire soigner ses dents, son dossier dentaire complet était également disponible. Sauf que je n'ai pas la tête.

Je me suis donc retourné vers le juge, pour lui expliquer que je ne pouvais à ce stade déterminer les causes de la mort, et que, pour donner à ce mort une sépulture à son nom, il me fallait affiner l'identification.
— Bon, qu'est-ce que vous attendez de moi ? me demande le magistrat, avec une pointe d'agacement.
— Que vous demandiez aux pompiers de retourner dans le puits pour récupérer ce qui manque.
— Docteur, c'est assez délicat. L'opération a été très pénible pour eux. Ils ont été bien gentils de s'y prêter, alors que cela dépasse quand même le cadre habituel de leurs missions. De là à y retourner... Je vais voir ce que je peux faire.

Les mois passent, j'oublie Jacky. Le printemps s'est installé sur la Vienne et il fait déjà très chaud à Poitiers, en ce début mai. Je traverse le parking de la morgue du CHU, je prends ma voiture et je m'en vais donner mon cours à la faculté de médecine, qui se trouve en ville. C'est alors que je remarque une voiture bleue caractéristique, collée à mon pare-chocs arrière depuis le début. La gendarmerie me file le train, et pendant tout le trajet, j'ai beau me creuser les méninges, je ne vois pas pourquoi. En tout cas, pas pour excès de vitesse. Patience, je ne vais pas tarder à l'apprendre. Arrivé à destination, je me gare sur le parking de la faculté et je sors. La voiture bleue se range juste derrière moi, la portière côté passager s'ouvre et... descend le juge d'instruction du dossier « Jacky ». Chose inhabituelle chez lui, il arbore un large sourire.

— Bonjour, docteur. Nous avons vos restes, me lance-t-il, légèrement goguenard.

Pendant ce temps, le gendarme a ouvert le coffre de sa voiture et en a extrait deux vieux gros pots de peinture cabossés, rouillés, percés et dégoulinant d'eau, qu'il pose à mes pieds. Je jette un œil : dans l'un se trouve une tête, ou ce qu'il en reste, dans l'autre, une jambe et un pied encore chaussé. Surpris, j'en suis à chercher mes mots alors que le juge remonte dans la voiture en me lançant :

— Docteur, vous êtes le gardien des scellés.

— Attendez, ce n'est pas possible. J'ai quatre-vingts étudiants qui m'attendent à côté, je dois donner mon cours...

— Désolé, mais je ne peux pas faire autrement. J'ai une audience urgente qui m'attend. Je suis obligé de vous abandonner. Mais prenez-en bien soin. Je ne voudrais pas qu'ils disparaissent...

Le juge remonte dans la voiture, le gendarme démarre. En passant à ma hauteur, le magistrat descend sa vitre et me lance :

— Et au fait, vous avez le bonjour des pompiers !

La vengeance du sapeur est un plat qui se mange froid. N'empêche que me voilà bien embêté, avec ces bouts de cadavres sur le parking. Je n'ai plus qu'une seule solution : mettre les seaux dans mon coffre de voiture et filer vers l'amphi pour y dispenser les rudiments de la médecine légale à mes futurs confrères.

Il faut avouer que ma spécialité a toujours beaucoup de succès. Le dernier cours de l'année, celui d'aujourd'hui, fait toujours amphi plein de carabins avides d'histoires extraordinaires : c'est celui de mon diaporama, « visages de la mort ».

Vers dix-huit heures, ma tâche accomplie, je retourne vers mon véhicule, resté en plein soleil toute l'après-midi. Pas la peine de faire un dessin. Je sais à quoi m'attendre en ouvrant ma portière, et je ne suis pas déçu. Jacky, ou ce qu'il en reste, envoie une bouffée d'outre-tombe à tomber raide. Il me faudra rouler toutes fenêtres ouvertes pour survivre jusqu'au CHU, puis de longues heures de nettoyage intensif pour débarrasser mon habitacle de la pestilence.

Mais puisque je suis en possession des éléments demandés, je me dois de les étudier avec tout le soin possible. Ce que je fais dans les jours qui suivent. La chaussure, la chaussette et le pied qu'elle contient ne m'apprennent rien d'intéressant. En revanche, je note sur les os de la jambe la trace des trous de fixateurs externes posés pour le traitement d'une fracture ouverte. Les radios de cette jambe orpheline se superposent d'ailleurs très exactement aux clichés contenus dans le dossier médical. Il n'y a plus guère de doute, l'homme du puits est bien ce pauvre Jacky.

En revanche, l'autopsie de la tête n'apporte rien de précis, en dehors de confirmer également l'identité : la formule dentaire et les soins sont les mêmes que ceux mentionnés dans le dossier de stomatologie. Aucune trace de balle. Le dément qui a avoué avoir poussé Jacky a pourtant dit aux gendarmes qu'il avait aussi tiré sur lui avec une carabine 22 long rifle d'ailleurs restée introuvable. S'il a touché la victime, ce n'est ni à la tête, ni à l'abdomen. Peut-être dans la nuque ? Possible. Car il manque quelques vertèbres sur lesquelles, peut-être, je pourrais lire la trace du forfait. Je téléphone donc au juge d'instruction.

— Monsieur le juge, bonjour. Je vous appelle au sujet de Jacky.

Je sens, à l'autre bout de la ligne, comme une sorte de crispation nerveuse.

— Oui ?

Je lui fais un rapide compte rendu de mes observations sur les restes que je viens d'examiner. Puis je lui dis :

— Le problème, c'est qu'il me manque des vertèbres.

— Ah non ! Je ne ferai pas descendre les pompiers dans ce trou une fois de plus.

— C'est bien embêtant. Parce que s'il y a une balle dans une vertèbre...

— Bon, je vais voir.

J'ai vu. Quelques semaines plus tard, je suis convoqué sur les lieux de la découverte du corps. À ma grande surprise, un gros camion blanc stationne à proximité du puits. Je retrouve le juge et sa greffière, qui ont fait le déplacement, accompagnés par les gendarmes. Le magistrat m'accueille encore une fois avec un large sourire. Son regard pétille et je crains le pire. Après la vengeance du sapeur, celle de l'instructeur ?

— Ah, docteur, vous voilà. Écoutez, j'ai trouvé la solution. Nous allons descendre ensemble dans le puits.

— Heu, monsieur le juge, je suis toujours partant pour les aventures extrêmes. Mais là, deux dans le puits, cela me semble difficile.

— Pas du tout, pas à deux, à trois. Vous savez bien qu'un juge d'instruction ne se sépare jamais de sa greffière.
— Là, franchement, à trois, c'est impossible !!
— Si, si, vous allez voir. Venez avec moi.

Le juge m'entraîne alors vers le camion et nous entrons dans la cabine arrière, équipée comme l'intérieur d'une capsule spatiale. Des écrans vidéo partout, des témoins lumineux qui s'allument et qui s'éteignent, des interrupteurs à foison, des cadrans mystérieux. Sur l'écran principal, un écran géant, en plein milieu, l'image en couleur d'une vertèbre abandonnée. La définition est superbe, les couleurs et le contraste parfaits.

Voilà l'idée du juge : faire appel à une société spécialisée dans la recherche de fuites dans les canalisations ! Leur caméra miniature est capable de se faufiler partout et de retransmettre les images d'endroits totalement inaccessibles.

Grâce à cette technologie, le juge et moi, confortablement installés sur nos sièges, inspectons les parois du puits, l'eau du puits, le fond du puits et examinons consciencieusement les vertèbres abandonnées, sans repérer le moindre signe suspect.

Il est donc probable, d'après les éléments disponibles, que Jacky a été poussé dans le puits par son voisin et compagnon de beuverie. Probablement freiné dans sa chute par les parois de l'étroit boyau, il s'est retrouvé en bas sonné, bien vivant mais incapable de tenter l'ascension. Il a donc attendu la mort, assis dans l'eau, abandonné du monde au fond de son trou.

Quinze jours après cet épisode, le pauvre dément hospitalisé en psychiatrie se pendait aux barreaux de son lit.

Affaire classée..

18. L'étranglée de Châtellerault

Depuis quatre ans, un pauvre homme cherchait sa femme disparue. Envolée, évaporée un beau soir. Il avait bien sûr signalé le fait au commissariat de Châtellerault, sa ville. Les policiers avaient enquêté. Un juge d'instruction avait été désigné. Sans résultat.

L'abandonné aurait pu se croire tranquille. C'était mal connaître le juge. Ou plutôt, la juge. Parce que le magistrat était une magistrate, et qu'elle ne comprenait pas pourquoi la dame serait partie « volontairement », comme aimait à le souligner le mari, sans emporter ses affaires de toilette et sa trousse de maquillage. Alors, le doute s'était installé et, tenace, la juge n'avait jamais clos le dossier.

Elle avait juste attendu que le temps fasse son œuvre, puis elle avait demandé aux enquêteurs de réentendre le mari. Mûr à point, rongé par le remords, ce dernier n'avait pas tardé à avouer : il avait étranglé son épouse un soir de colère avant de l'enterrer dans la campagne. Il ne reste plus qu'à aller la chercher.

Je participe à l'opération d'exhumation. Guidés par le mari, nous nous retrouvons au bord d'un lac, dans une sorte de sablière au sol meuble. L'endroit sert aussi de dépotoir pour les déchets végétaux des gens de la région. Depuis quatre ans, il s'en est empilé un bon paquet. Les policiers avaient commencé avec pelles et pioches, mais, rapidement découragés par l'ampleur de la tâche et l'eau stagnante, ils avaient renoncé. Il faut donc attaquer à la pelleteuse afin de repousser le fatras de troncs d'arbres, de souches et de branchages. Deux heures d'efforts se sont écoulées lorsqu'un crâne roule sous l'effet du godet. Arrêt du gros œuvre, il faut fignoler : creuser à la pelle quelques dizaines de centimètres supplémentaires pour voir apparaître une forme dans un drap, complètement envahie par les racines. Un rapide coup d'œil à l'intérieur : il ne reste plus qu'un squelette aplati dans un paquet de vêtements.

Une saignée est creusée dans le sol sableux, de part et d'autre de la silhouette, pour glisser une planche dix centimètres sous le corps. Le tout mis dans la housse. Direction le CHU.

J'en ai la confirmation sur les radiographies : plus que des os. Mais aussi une douille de calibre 22 long rifle, et ce qui ressemble fort à une balle. Le mari nous aurait-il menti ?

Le plus dur du travail consiste à se débarrasser des racines qui se sont faufilées partout, puis à séparer les couches de vêtements pour arriver aux ossements. Une compensation à cette tâche fastidieuse : le corps sent bon l'humus frais. C'est bien la première fois que des odeurs champêtres envahissent la salle d'autopsie. L'ensemble est presque complet, mais hélas il manque le plus important : le larynx, cartilage fragile qui disparaît rapidement. Je ne peux donc pas espérer trouver les traces d'une éventuelle strangulation. En revanche, je récupère la douille dans le drap. Mais pas d'impact de balle visible sur les vêtements. Ni de balle dans le corps. A priori du moins, car elle a pu nous échapper, dans le sable et les racines.

Entre l'exhumation et l'autopsie, c'est une bonne centaine de kilos de sable qui était au contact du corps.

À nous la balle : nous partons à sa recherche avec tamis et truelles. Cent kilos plus tard, l'objet est identifié : en fait de balle, il s'agit d'un fragment de verre au plomb haute densité[8]. La présence de la douille est une simple coïncidence.

Je fais quelques prélèvements : crâne et mandibule, bassin, fémurs, pour l'identification. Il faut au moins cela pour contenter les experts en anthropométrie, identification dentaire et génétique. Pour affirmer avec certitude l'identité. Une fois ces pièces anatomiques parties vers leurs experts respectifs, je place le reste des os dans un sac spécial conservé dans mon bureau en attendant le retour des résultats. Sur ce, je pars en vacances.

À mon retour, je fais le tour du service, afin de saluer les uns et les autres et de m'enquérir des événements survenus en mon absence. C'est ainsi que les agents d'amphithéâtre m'annoncent, très contents d'eux, avoir fait « partir » le corps de la dame pour son inhumation.

Ah... Une brutale interrogation me traverse l'esprit. Comment ont-ils pu faire inhumer les restes du squelette, puisqu'ils sont rangés dans une armoire fermée dont je suis le seul à détenir la clé ? Cela

---

[8] Verre dans lequel on a incorporé du plomb afin de modifier ses propriétés. Il est utilisé en particulier pour des hublots de radioprotection.

tiendrait de la prestidigitation si je ne craignais... une petite erreur ! Je file illico dans mon bureau, j'ouvre l'armoire et je trouve effectivement mes os...

En revanche, dans le frigo, la housse a disparu. J'ai compris. Les braves garçons ont confié aux pompes funèbres la housse contenant le sable tamisé...

L'erreur a été réparée discrètement lors de ce que l'on appelle un « complément d'inhumation ». Cela arrive lorsque l'on rend à un corps des éléments significatifs de son identité, prélevés pour des examens complémentaires. Plutôt que de détruire ce « matériel » après son analyse, on préfère, par respect pour la personne, qu'il retourne auprès de son corps d'origine dans le cercueil du défunt.

Ainsi le squelette de la tête, les fémurs et le bassin et tous les autres os ont-ils rejoint le caveau de la dame, avec le fameux sable...

19. Une scène de crime bien spéciale

Les chiffres lumineux défilent sur l'indicateur de profondeur : six, sept, huit, neuf, dix... La luminosité ambiante baisse. La paroi toute proche est verticale, lisse, impressionnante. Il fait de plus en plus sombre. Mon seul repère, dans l'obscurité ambiante, c'est une tache de lumière, dix mètres plus bas, vers laquelle je me dirige. Le profondimètre électronique poursuit son décompte. Quinze, seize... Je distingue maintenant les torches des gendarmes, posées en cercle sur le fond. Avec, juste au milieu, un corps. Dix-huit, dix-neuf, vingt. Terminus. Je prends appui sur le sol. L'examen de la scène de crime par vingt mètres de fond peut commencer.

Les gendarmes ont déjà installé un accessoire original : ils ont descendu un grand cadre divisé en petites sections destiné au « carroyage », une technique de topographie ancienne qui a fait ses preuves. Elle consiste à implanter un quadrillage sur le terrain, pour ensuite établir le plan du chantier. Très utile en archéologie, pour enregistrer la position des objets retrouvés lors des fouilles, faire des rapprochements entre eux, dresser la cartographie du lieu. En médecine légale, c'est la méthode incontournable lors des catastrophes aériennes. Mais aussi pour le relevé des corps et des indices dans les charniers et les incendies. Déjà en 1897, dans les suites de l'incendie du Bazar de la Charité qui avait fait des dizaines de morts, le préfet de police de Paris avait été vivement interpellé à la Chambre des députés, pour son organisation chaotique et précipitée du relevage des corps. Un député avait expliqué à l'Assemblée tout l'intérêt d'un plan en zones définies par une lettre. Tout corps, tout objet retrouvé dans une zone doit en porter la lettre pendant toute la procédure d'identification. Bref, un vrai cours magistral avant l'heure.

Le directeur d'enquête me fait un petit signe. Ils commencent. J'observe avec intérêt. Une boussole donne l'orientation du cadre de carroyage. Puis, carré par carré, tous les indices, traces et objets sont repérés. Ici, une grosse clé à molette. Elle est là depuis peu : malgré les conditions humides de ce mois de mars, elle ne présente aucune trace de rouille. Dans un autre carré, un marteau qui appelle les mêmes remarques. Enfin, près du corps, un couteau. Plus précisément un poignard, avec un tranchant très affilé. Le dos de la lame présente une partie scie et un crochet tranchant. L'un des gendarmes, agenouillé près de la paroi, répertorie tous ces objets sur le dessin du carroyage à l'aide d'une mine grasse. Même sous des déluges d'eau, son écriture ne s'effacerait pas. Une méthode à retenir pour mes prochaines levées de corps sous la pluie. Je me penche avec précaution pour ne pas le déséquilibrer (pas question qu'il chute sur les indices !) et regarde par-dessus son épaule : localisation, orientation, tout y est dans ses notes très précises. Le gendarme photographe a pris un cliché de chaque carré.

L'information est ainsi doublée et ne risque pas d'être perdue... Les objets sont saisis par les mains gantées, placés dans des sacs plastique transparents numérotés pour leur mise sous scellés ultérieure. Lorsque les conditions techniques le permettront. Le relevé est terminé. Le cadre quitte la scène de crime pour remonter lentement le long de la paroi qu'il heurte parfois dans un bruit métallique. Accompagné des objets saisis et des gendarmes. Je reste sur la plate-forme, avec une sensation de solitude un peu bizarre. Mais pas pour longtemps.

Tous sont redescendus pour le final : la victime. À moi de jouer.

Le type est manifestement jeune. Il est là depuis peu, comme en témoigne l'excellent état de sa peau et de ses cheveux. Aucun signe de putréfaction. Ses bras tirés en arrière sont noués aux poignets par une cordelette d'escalade. Celle utilisée par exemple pour faire des nœuds de Prussik, qui peuvent toujours servir en escalade. Autobloquant, ce nœud est très facile à réaliser même d'une main. Utile pour sécuriser une descente en rappel. Mais la diffusion de ce type de cordelette n'assure pas que son propriétaire soit un adepte du grand vide. Surtout que le lien autour des chevilles est d'un modèle très différent et quelque peu inattendu au pied de cette paroi : c'est une chaîne à gros maillons, bien lourde, qui fait plusieurs boucles bien serrées. Elle est réunie aux poignets par la cordelette.

L'homme est vêtu d'un bas de jogging foncé et d'un tee-shirt portant en gros l'inscription « maître-nageur sauveteur ». Sur son bras gauche, un tatouage. De professionnel. Un superbe dragon aux ailes déployées, toutes griffes en avant, la gueule ouverte sur un jet de feu tourbillonnant. Ce qui aidera sans doute à l'identification. Parce que, jusque-là, nous n'avons aucune piste. Tout le côté droit du visage présente une vaste érosion cutanée. Sa tempe droite semble enfoncée. Le marteau, peut-être ? En tout cas, a priori, je ne vois pas de plaie d'arme blanche. Dans ce cas, qu'est-ce que ce couteau très spécial peut bien faire ici ?

Aucun doute, compte tenu du contexte de découverte, des liens, des indices et des plaies, nous sommes bien sur une piste criminelle. Les gendarmes arrivent à la même conclusion que moi : pas question de faire un examen externe sur place. Il faut évacuer le corps, et c'est une autre paire de manches... Mais les moyens sont là ! Inspirés du secours en montagne. Je vois descendre au bout d'un câble une civière au cadre tubulaire en aluminium. Ils ont pris la bonne technique. Dans l'espace restreint dont nous disposons, les manœuvres ne sont pas de tout repos. Finalement le corps est bien sanglé sur la civière, sans que nous ayons modifié en quoi que ce soit les liens qu'il porte. La suite à l'autopsie. Il n'y a plus qu'à le remonter. C'était penser un peu vite : la remontée est carrément périlleuse, demande de la synchronisation et beaucoup de précautions. Pas question de perdre quoi que ce soit. En particulier le corps. Les pieds lourdement chargés quittent enfin le sol et le bonhomme commence sa lente ascension. En faisant tout pour que le brancard ne heurte pas les parois. La manœuvre est difficile, mais les gendarmes sont manifestement entraînés...

À peine quitte-t-il le sol que mon attention est attirée par un bip-bip lancinant. Je regarde l'ordinateur fixé à mon poignet droit. C'est lui qui râle. Ou plutôt m'informe. Les petits chiffres rouges qui s'affichent dans mon masque le confirment : il est temps de remonter, la sécurité prime tout. De toute façon les opérations sont terminées. Mes paramètres : vingt mètres, cinquante-huit minutes... Un palier s'est affiché, je vais donc faire une halte près de la surface, pendant cinq minutes, en pleine eau.

C'est la brigade nautique de La Rochelle qui avait appelé. J'avais alors demandé à son commandant l'autorisation de descendre avec eux au fond. On avait ainsi conclu un accord :

— Docteur, on vous emmène sur cette scène de crime, vous faites vos observations, vous observez nos méthodes, mais vous assurez votre propre sécurité.

— Pas de problème, avec un niveau trois régulièrement entretenu et plus de quatre cents plongées toutes eaux à mon actif, c'est à ma portée.

— OK. On vous fera une surprise...

La surprise, c'est ce masque très spécial, spécial eaux troubles, qu'ils m'ont prêté pour le tester. Il est doté d'un ordinateur intégré et de son écran d'affichage. Même dans le noir complet, même en mettant la tête dans la vase, on peut lire les paramètres de plongée. Un matériel que j'aurais bien apprécié pour plonger à Montulat, cette ancienne carrière d'uranium submergée de la Haute-Vienne. Au sein du Mantas, mon club de plongée, aller à Montulat, c'est montrer qu'on est un plongeur, monsieur. Un vrai, un dur. Les anciens se font toujours un malin plaisir d'entretenir le mythe auprès des nouveaux dans le club. Alors, lorsqu'un jour de novembre pluvieux à souhait il m'a fallu y tremper mes palmes, j'ai appliqué le vieil adage de mon service, que je me plais à répéter inlassablement aux internes :

« On n'est jamais déçu par le pire... Mais il faut l'avoir imaginé avant. »

Alors j'avais imaginé une météo exécrable, un site moche, des berges glissantes et casse-gueule, une eau froide et boueuse, pas de visibilité. J'aurais dû parier, j'aurais gagné. Il n'y avait rien à voir. Sauf un petit gardon venu me tourner autour.

Un peu d'air dans la stab[9], un coup de palmes, la remontée commence, avec le corps et les gendarmes, dans les bulles de plus en plus grosses du plongeur resté au fond pour un dernier tour d'horizon. Un vrai bain bouillonnant... Le corps est tiré vers le haut par un parachute bien gonflé, une espèce de baudruche dans laquelle le plongeur met un peu d'air. Au fond, elle se gonfle un peu, puis se dilate à la remontée et favorise la poussée d'Archimède. Nous sommes alors tous très attentifs à l'état du corps : que devient-il lors de son ascension vers la surface ? Ces renseignements peuvent être fugaces, comme l'apparition d'un saignement par le nez ou la bouche. Un sang qui paraît vert, au fond, où le rouge de la lumière est très vite absorbé... Tout doit être enregistré. Au moindre incident, stop ! On observe, on photographie l'anomalie, on note la profondeur. Puis on reprend la remontée. J'imagine la même manip dans la carrière de Montulat. Pffou...

Les plongeurs de la gendarmerie sont des pros. La remontée est très régulière, personne ne se laisse embarquer dans une remontée rapide. Du carré. Cinq

---

[9] Gilet de stabilisation que le plongeur peut gonfler et dégonfler à volonté pour contrôler sa profondeur.

mètres sous la surface, la cavité s'élargit, comme une plateforme immergée. Les enquêteurs aquatiques peuvent remonter, ils sont restés moins longtemps au fond. Pour moi, pause cinq minutes sur le sol. Il va falloir oublier le froid qui commence à m'envahir malgré ma combinaison et mon bioprène.

Le bioprène, c'est bio, comme son nom l'indique. On peut donc se rassurer devant la balance, si c'est bio, c'est forcément bon pour la santé. Mais les avis sont partagés. Surtout quand on sait de quoi il s'agit : une sorte de néoprène naturel constitué essentiellement d'adipocytes, dont l'épaisseur, la répartition et l'efficacité en matière d'isolation sont fonction du régime alimentaire. Plus connu sous le doux nom médical de « masse grasse »... Objet de convoitise des chirurgiens plasticiens dont une des activités préférées est le remodelage, ou liposuccion. Objet de hantise des nutritionnistes qui aimeraient bien en faire une espèce en voie de disparition. Bien connu des légistes : après la mort, se liquéfie en un très beau liquide jaune citrin transparent qui fait beaucoup d'effet sur les photos, pour les étudiants. En effet sa couleur tranche avantageusement avec l'environnement noir qui témoigne de son origine : la putréfaction. Ce liquide s'évacue tout seul dès l'incision. Des fois, il n'attend même pas l'autopsie : il fuit dans de grosses bulles qui grossissent sur la peau puis éclatent. Mais toujours sur fond noir...

L'ensemble a pu faire penser à certains que la liposuccion, c'était inutile, puisqu'il suffisait d'attendre. La graisse, elle fond toute seule, d'elle-même, un jour ou l'autre... En dehors de ces qualités intrinsèques, le bioprène a un énorme inconvénient pour les légistes : il complique singulièrement leur activité opératoire en graissant les instruments.

Mes pensées dérivent naturellement vers mes dernières plongées en escapade familiale, en Corse où nous avons nos habitudes à Diving Corsica, près de Sant Ambroggio. David, le patron du club, et son père Francis nous régalent chaque fois de leurs classiques. Le Danger d'Algajola avec ses bancs de barracudas ou La Revellata avec son festival de mérous et de murènes et ses flavelines de toute beauté. Francis nous a d'ailleurs classés dans la série « plongeurs contemplatifs ». Je revendique.

Les cinq minutes sont passées. Je jette un regard vers le haut : le plafond est bas, un peu gris. Je crains que le soleil ne nous ait quittés. Surface ! Le corps est déjà sur la berge et entouré de gendarmes. J'ai à peine le temps d'émerger, de rabattre mon masque sur le cou et de me rincer le visage que l'équipe de « Thalassa » qui suit l'événement se précipite vers moi avec micro et caméra :
— Alors, docteur, est-ce que cet exercice va changer vos pratiques de légiste ?
Car c'est bien d'un exercice qu'il s'agit. Mais pas n'importe où ! Dans une superbe fosse à plonger : Abyssea, à Civaux, à quarante kilomètres de Poitiers. Au chaud et à l'abri, dans une eau cristalline.

Je regarde autour de moi. Tout a été transmis en direct à la surface, ceux qui ne plongent pas ont pu suivre l'intervention de la brigade nautique qui a montré de quoi elle est capable. Procureurs, juges d'instruction, légistes, commandants de brigade, plein d'autres encore sont là, de toute la région. Au bord du bassin, les uns sont en costard cravate (ils ont dû le regretter, l'ambiance est plutôt chaude et moite) mais pieds nus... les autres en tenue plus légère, quelques-uns en maillot de bain. Dont certains déjà mouillés. J'en vois même qui en ont profité pour s'équiper : ils vont tenter leur baptême de plongée...

— Alors, docteur ?

La phrase de la journaliste déclenche une image flash : un corps en piteux état que les gendarmes de la brigade étaient allés chercher (sans moi...) dans un coffre de voiture à quinze mètres de profondeur sous un môle. Dans une eau digne de Montulat et avec le courant en prime...

— Je plonge avec eux quand ils veulent. Mais peut-être pas à La Rochelle, je crains que ce soit moins agréable !

Puis plus sérieusement je rajoute mon avis de technicien, l'intérêt pour le légiste de visionner la scène de crime. Même si c'est à distance et sur un écran. En insistant sur la chance d'être à la fois légiste et plongeur dans ce type de situation. Je ne lui dis pas que dans un de ses romans, Patricia Cornwell avait fait faire la même chose à Kay Scarpetta, son héroïne légiste. Il aurait fallu rajouter que sans doute la romancière n'avait-elle jamais plongé : il y avait trop d'erreurs dans son récit...

La caméra en a fini avec moi. Je me déséquipe, m'étire dans l'eau, sors sur le carrelage étincelant de propreté de la berge qui entoure la fosse. Au sol, le mannequin a pris un air résigné : il est toujours ligoté et n'intéresse plus personne. J'ôte ma fine combinaison puis me précipite sous une douche bien méritée. Certes l'eau est à plus de vingt-cinq degrés, mais après une heure de plongée, le froid se fait quand même sentir.

20. Plaies en pot

De Corinne, assassinée par son mari, je ne connais qu'un dossier judiciaire et quelques morceaux. Ceux que j'ai sous les yeux, flottant dans des bocaux pleins de formol. C'est ce que l'on appelle dans notre jargon une mission « sur pièces ». Corinne a été assassinée de plusieurs coups de couteau par son mari. Sous les yeux des gendarmes impuissants. Le juge d'instruction chargé de cette affaire, quelque part du côté de Rochefort-sur-Mer, me demande d'examiner plusieurs armes blanches placées sous scellés afin d'établir la correspondance entre chaque plaie, les différentes lames et le caractère létal ou non du coup considéré.

Le tueur présumé, emberlificoté dans une relation double, n'arrivait plus à s'y retrouver, entre sa femme et sa maîtresse. Un beau jour il a donc décidé de simplifier les choses. Il s'est rendu dans une armurerie pour y faire l'acquisition d'un couteau à cran d'arrêt et d'une matraque télescopique. Il s'est muni de deux bidons contenant du gazole et de l'essence. Il a en outre glissé un rasoir de type « coupe-chou » dans l'une de ses poches et placé une baïonnette dans le creux de son dos. Un adepte du principe de précaution, sans doute.

Puis il est entré chez ses parents, sachant qu'il y trouverait son épouse. Elle était bien là, mais en compagnie d'une amie. Il a menacé les deux femmes pendant un long moment, les retenant en otages, jusqu'à ce que l'amie profite d'un moment d'inattention pour prendre la fuite. Une fois dehors, elle a prévenu les gendarmes qui ont investi les lieux, armes à la main. Le forcené, surpris par l'arrivée des forces de l'ordre, s'est jeté sur sa femme et lui a asséné deux coups de baïonnette dans la région du cœur puis un coup dans le dos. Avant que les gendarmes n'aient le temps d'intervenir, il a ensuite retourné l'arme contre lui à trois reprises en pleine poitrine, se blessant sérieusement.

Immobilisé et menotté dans le dos, le blessé a été laissé sans surveillance quelques instants. Le temps d'appeler le Samu. Il en a profité pour prendre, au prix de quelques contorsions, le couteau à cran d'arrêt qu'il avait caché dans sa chaussette. Il l'a ouvert puis a rampé vers le corps de son épouse, qui gisait au sol, inconsciente. Une fois contre elle, il s'est cambré, tenant son couteau dans le dos, et il est parvenu à enfoncer la lame dans le thorax de la malheureuse en utilisant le poids de son corps. C'est ce qu'on appelle avoir de la suite dans les idées.

Face à mes bocaux, je dois maintenant différencier les coups et leurs conséquences. La famille de la victime estime en effet que les gendarmes ont commis une erreur en ne fouillant pas le forcené au moment de son immobilisation et en le laissant sans surveillance. Elle a déposé plainte. Voilà pourquoi la justice veut savoir si le dernier coup a été mortel, ou si Corinne avait déjà succombé après avoir été frappée par la baïonnette. Mon collègue médecin légiste qui a procédé à l'autopsie de la victime et au prélèvement des plaies n'avait pas, à l'époque, été sollicité sur ces questions. Il avait donc rendu ses conclusions sur les causes globales du décès, les attribuant à « une hémorragie interne majeure dont le régime prend sa source pour l'essentiel au niveau d'une double plaie du ventricule gauche associée à une plaie de l'aorte thoracique descendante ».

Je commence par mesurer très précisément les deux armes incriminées. Longueur, hauteur, épaisseur, signes particuliers. La baïonnette, que je préfère désigner sous le terme plus approprié de « dague », se distingue par le fait qu'elle ne possède pas de « dos », cette partie large de la lame opposée au fil, le tranchant. Elle est en effet affûtée des deux côtés. Le cran d'arrêt, en revanche, comporte un tranchant parfaitement affûté et un dos de lame qui, lui, ne coupe pas. Ces différences marquées vont se retrouver très nettement sur les plaies produites par chacune de ces deux lames : le dos d'une lame laisse en effet une trace bien particulière.

Bien équipé, calot, masque protecteur, lunettes sur les yeux, sous hotte aspirante et à l'abri du formol, ce caustique cancérigène qui conserve si bien les protéines, j'extrais les fragments de peau de leurs bocaux. La teinte a pâli, la peau est livide. Elle a perdu sa souplesse naturelle. La graisse s'est durcie. Chaque pièce a été numérotée par mon confrère, qui a également « orienté » ses prélèvements : haut, bas, gauche, droite sont inscrits sur la plaquette de Styrodur bleu, pour savoir comment la plaie était située sur le corps désormais disparu.

Je prends chaque plaquette et enlève avec difficulté les épingles qui fixent le prélèvement. Sous la peau, la graisse a conservé la trace du saignement. Les berges de la plaie sont presque fermées. Chaque plaie a deux extrémités, qui sont l'objet de toutes mes attentions. Un premier examen à l'œil nu, puis au microscope binoculaire. Les vapeurs de formol me piquent les yeux et le nez, malgré toutes les précautions. Au microscope, grossissement trente, la différence entre les plaies est flagrante. Le dos de la lame du cran d'arrêt a bien laissé la trace d'un frottement avec une petite érosion, écrasant la peau sur une petite surface. En comparaison, le double fil de la lame de la dague a sectionné franchement la peau, sans frottement ni écrasement. Je termine mon examen par une macrophotographie. Mon Nikon et son flash annulaire sont fantastiques pour garder la preuve que j'ai sous les yeux.

L'affaire est entendue, je n'aurai pas de difficulté à argumenter : les coups portés par le cran d'arrêt sont associés à des plaies très superficielles, sans conséquences mortelles. C'est une épouse déjà morte de ses trois coups de dague que le mari entravé avait voulu achever au couteau. Les gendarmes sont hors de cause.

21. Carambolage

Mardi 5 novembre 2002. 10 h 30. Flash radio

Un carambolage géant est survenu ce matin sur l'autoroute A10, à hauteur de Poitiers. Selon un bilan encore provisoire, l'accident aurait fait six morts, six blessés graves et une trentaine de blessés légers. La collision en chaîne s'est produite vers 9 h 30, à hauteur de la sortie de Poitiers-Sud, dans le sens Bordeaux-Paris et impliquerait une trentaine de véhicules dont plusieurs poids lourds.

Le compte rendu radiophonique impersonnel a bien du mal à rendre compte de la réalité. La réalité, ce sont d'incroyables amas de ferrailles éparpillés sur plus de quatre cents mètres, avec quelques véhicules intacts ici et là, ceux qui ont eu le temps de s'arrêter en catastrophe. Ici, un poids lourd stationné sur la bande d'arrêt d'urgence, mais calciné. Là, deux véhicules encastrés, eux aussi brûlés. Surtout, un amas informe de ruines automobiles noircies et fumantes a déformé les rails de sécurité, élargissant l'autoroute sous l'effet des impacts. Je distingue les restes d'un camion-citerne, recouvert de mousse carbonique, qui a laissé échapper sa cargaison d'azote liquide. Une chance qu'il n'ait pas contenu de l'oxygène... À proximité, un container de charbon a quitté sa remorque et s'est ouvert, rendant l'extinction de l'incendie plus difficile. Un autre a dispersé son chargement d'embrayages. L'accident s'est produit il y a quelques heures, les blessés ont été évacués, les incendies éteints par les pompiers qui restent en surveillance sur le site. L'un d'eux me crie : « Attention, docteur, vous allez vous geler les pieds ! On a déjà deux pompiers blessés... » Mon regard se porte sur le sol : l'azote liquide a gelé les lieux, le sol est couvert d'une glace épaisse mêlée de suies.

Les derniers lambeaux de brouillard et de fumée tardent à se dissiper, laissant deviner le ciel bleu qui annonce une belle journée d'automne.

Il faut maintenant faire les comptes. Dénombrer les morts, les identifier. La tâche s'annonce rude. J'ai repéré deux cadavres carbonisés dans deux véhicules accidentés situés près de la bande d'arrêt d'urgence, un peu à l'écart de l'amas principal. Plus loin, deux autres. Mais, selon les gendarmes, d'autres victimes pourraient se trouver coincées dans les décombres. Des personnes sont signalées manquantes dans la région.

L'alerte est venue de la surveillante du service, que les gendarmes ont surnommée affectueusement « Madame Halloween ». Petit nom de circonstance en ce début novembre. C'est elle, en effet, qui a reçu le premier appel du Samu, expliquant qu'il y avait une collision importante, avec des victimes carbonisées. Que la présence du légiste était nécessaire pour les identifications.

Le temps d'arriver à l'hôpital – ce qui ne fut pas une mince affaire à cause des encombrements provoqués en ville par la fermeture de l'autoroute –, Sophie, ma secrétaire, avait préparé tout le matériel. Je n'avais plus qu'à me rendre sur place avec elle, à bord de la voiture avec gyrophare fournie par la direction du CHU. Seul moyen de franchir rapidement les bouchons et les barrages.

Le procureur de la République est déjà sur les lieux. Son costume gris anthracite, sa cravate assortie et ses chaussures bien brillantes contrastent fortement avec mon anorak rouge Eider, mon jean et mes Reebok montantes maculées de suies. Un point pour lui, il est le plus élégant, et le plus dans le ton. Un pour moi, je suis mieux adapté au terrain et plus visible. Mais après tout, ce n'est pas lui qui va fouiller les véhicules... Il m'accueille d'un large sourire : manifestement il est content de me voir. Mais il est pressé. Très pressé.

— Docteur, quand est-ce que vous pourrez me donner l'identité des victimes ? Parce que, vous comprenez, j'ai un inspecteur d'académie là-dedans, et j'ai de grosses pressions.

— Monsieur le procureur, il va falloir faire des expertises. Cela prendra du temps. Et puis, vous le savez bien, je ne travaille pas sous la pression. La pression, c'est mauvais. C'est source de précipitation. D'erreurs. Le risque, c'est l'erreur de corps. Il n'y a rien de pire. Je ne pense pas que vous souhaitiez une erreur d'identité, n'est-ce pas ?

— Mais, docteur, ce n'est pas compliqué. Dans la voiture de l'inspecteur d'académie, il y a l'inspecteur et son chauffeur. Le chauffeur conduit, l'inspecteur est à côté.

— En principe. Mais qui vous dit que pour une fois, ce n'est pas l'inspecteur qui a pris le volant ? Ou qu'ils ne sont pas partis avec un collaborateur ? Nous n'allons pas mettre le corps du chauffeur dans le cercueil de l'inspecteur ?

— Docteur, quand même...

— Monsieur le procureur, vous voulez un résultat scientifique ? Sinon, on peut tirer au sort, cela ira plus vite, c'est sûr.

— Je préfère la première solution.

— Moi aussi. Je vous promets que nous ferons le plus vite possible.

Malicieusement, je rajoute :

— Et je compte sur vous pour me mettre à l'abri des pressions...

Je connais ce magistrat. Je l'apprécie beaucoup. Un homme compétent et rigoureux, très humain, doté d'un solide sens de l'humour, version pince-sans-rire.

Notre premier contact avait eu lieu dans les suites de l'évasion d'un prévenu lors de son jugement. Le type, lourdement handicapé selon son médecin, ne se déplaçait qu'avec des béquilles. Lesquelles, au moment du prononcé de la sentence, étaient devenues deux armes très efficaces : le faux boiteux avait lancé une béquille à la tête d'une de ses escortes, il avait envoyé l'autre dans les pieds de la seconde et s'était enfui à toutes jambes à travers la salle des pas perdus.

Ce que l'évadé n'avait pas prévu, c'est le délai de l'ouverture automatique de la porte vitrée qui donne sur l'extérieur. Suffisant pour un piéton ordinaire. Pas pour un sprinteur, même pas détecté par la commande. Résultat, le fugitif s'était écrasé contre la vitre, qui avait résisté. Pas lui. Laissant la trace en creux de sa tête et de son genou dans la paroi en verre feuilleté, littéralement sonné par le choc, il avait été maîtrisé sans douceur ni difficulté, ramené devant le juge en comparution immédiate pour sa tentative d'évasion, avec, à la clé, un retour illico en prison après quelques soins sur ses écorchures.

Le procureur m'avait demandé d'expliquer comment ce détenu avait pu passer du statut de handicapé, doté de béquilles sur prescription médicale, à celui de compétiteur. Fallait-il invoquer un miracle digne de Lourdes ou suspecter une complicité du médecin prescripteur ? J'avais écarté ces deux hypothèses, estimant être en présence d'un cas de simulation ayant pu abuser en toute bonne foi le praticien. Une confiance réciproque était née de cette mission difficile.

Pensant avoir suffisamment cadré les choses, je tourne les talons pour rejoindre le chantier qui m'attend. Je n'ai pas fait un pas que la voix du procureur se fait de nouveau entendre :

— Mais quand est-ce que vous pensez que j'aurai mes identités ?

— Je vais vous le dire : dès que je pourrai.

Têtu, le bonhomme. Mais je devine, derrière l'inquiétude perceptible dans les questions, les coups de téléphone insistants, venus de la préfecture, voire même peut-être de Paris. L'événement fait déjà les gros titres du journal national de treize heures. Il n'a guère le choix. Il tente une dernière offensive. Après tout, je suis sous son autorité.

— Docteur, est-ce que, au moins, vous pourriez traiter en priorité l'inspecteur d'académie ?

— Moi, je veux bien, monsieur le procureur. Mais là, j'ai un autre problème. Je ne sais même pas où il est. Ni ce que nous allons trouver. Si sa voiture est entre le camion-citerne et le porte-char...

— Bon, si j'ai bien compris, je vous laisse travailler.
— Tout à fait, monsieur le procureur. C'est la meilleure solution.

Il ne me reste plus qu'à m'atteler à la tâche. Pour commencer, je me présente au poste de commandement mobile établi par la gendarmerie. J'y retrouve Sophie, que j'avais perdue de vue le temps d'explorer le chantier. Elle a enfilé une combinaison noire de gendarmerie, un grand « Identification criminelle » s'affiche dans son dos. Elle a abandonné ses chaussures de ville pour des bottes de sécurité, d'une pointure improbable pour elle. Cela lui fait des pieds gigantesques qui tranchent avec son élégance habituelle. Je suis un peu mieux loti avec ma tenue d'hiver mais finalement le réalisme l'emporte : je n'ai pas l'équipement adéquat et j'enfile à mon tour une combinaison et des bottes.

Le lieutenant-colonel qui dirige les opérations m'explique sa vision des choses :
— Docteur, ici, sur le terrain, vous travaillez sous notre autorité. Nous avons nos protocoles.
— Pas de problème. Mais pour les autopsies et les identifications, au CHU, l'autorité, c'est moi.

Sourires entendus de part et d'autre : nous avons marqué nos territoires.

Après cette rapide mise au point, la collaboration s'organise. L'organisation gendarmesque est, comme toujours, très au point. Les militaires ont établi un code de repérage : chaque véhicule accidenté reçoit un numéro. Les corps présents à l'intérieur sont provisoirement identifiés par des lettres associées à chaque numéro, A pour le conducteur, B pour le passager avant, C pour celui placé à l'arrière droit et D à l'arrière gauche. Des équipes sont constituées, chacune étant affectée à un véhicule et ne devant passer au suivant qu'une fois la totalité des opérations terminées. Chaque équipe est composée d'un légiste, d'un chirurgien-dentiste, d'un secrétaire chargé de prendre en note l'ensemble des constatations, d'un photographe et de deux tamiseurs pour trier finement les cendres et autres débris amoncelés sur le plancher des véhicules. Les corps carbonisés ont en effet une fâcheuse tendance à partir en petits morceaux. Le tamisage permet de récupérer tous les éléments utiles à l'identification, comme des dents, tombées des mâchoires et noyées dans les cendres.

Le lieutenant-colonel m'annonce l'arrivée prochaine de renforts de l'Institut de recherches criminelles de la gendarmerie de Rosny-sous-Bois. Je propose également de faire appel à mes correspondants locaux, dont mon ami chirurgien-dentiste expert en identification, Pierre Fronty.

En attendant que tout ce beau monde soit sur place, je suggère de profiter de la lumière du jour pour entamer les opérations de relevage sans perdre de temps.

— Mais vous n'avez pas de dentiste pour former votre groupe, me répond le lieutenant-colonel.

— Je suis stomatologue de formation, colonel. Je peux donc remplir deux fonctions : légiste et dentiste. Nous gagnerions du temps...

— Entendu. Je vous donne trois gendarmes pour les photos et le tamisage.

Dans cet enchevêtrement de tôles, nous avons repéré une carcasse relativement accessible, celle qui porte le numéro 7. Nous décidons de commencer par là. Petit retour vers le procureur, toujours à son poste.

— Monsieur le procureur, nous allons avoir besoin de découper les épaves pour sortir les corps.

— Ah, c'est ennuyeux. Je ne veux pas que l'on touche aux épaves tant que mes experts automobiles n'ont pas fait leurs constatations. Ils viennent de Paris et ne seront pas là avant ce soir.

— Vous voulez que l'on commence cette nuit ? Vous allez les attendre longtemps, vos identités...

Petit soupir...

— Bon. Qu'est-ce que vous proposez comme solution ? Parce que vous connaissant, vous avez bien une idée ?

— On prend des photos du véhicule avant l'intervention. Face, profil droit, profil gauche, de dos. Cela fixera la scène, pour que vos experts puissent se faire une idée.

— D'accord.

C'est parti. Dans le premier véhicule, deux occupants, ou du moins ce qu'il en reste, sont installés aux places avant. Sur le siège conducteur, le corps d'un homme. La paroi de son thorax et de son abdomen a disparu, laissant apparaître ses organes. Cuits : le foie, les intestins, le cœur, les poumons... Sur le siège passager, le corps d'une femme dont on distingue parfaitement les clavicules et les deux humérus. Les corps sont très endommagés, entièrement gris-noir, preuve d'une carbonisation à haute température. Des vêtements, il ne reste plus rien, si ce n'est par endroits de minuscules lambeaux de ce qui fut ici une robe, là une chemise. Une fois le toit de l'auto découpé par les pompiers, je place des sacs transparents sur chaque tête, afin d'éviter de perdre des dents. Le conducteur est extrait sans trop d'efforts. Seul problème, ses deux jambes s'arrêtent au niveau des chevilles. Au-dessous, plus rien. Les pieds, cuits dans les chaussures, sont restés soudés au plancher de la voiture. On les récupère difficilement, encore chauds. Ce contact est très désagréable. Le tout est placé dans une housse avec le numéro 7A, conformément à la nomenclature préétablie. La passagère, sortie d'un seul tenant, est dans la housse 7B.

Le raclage du fond de caisse n'est pas possible : les restes métalliques des sièges nous gênent. Qu'à cela ne tienne, un appel aux pompiers, et avec leur grosse cisaille hydraulique ils sectionnent proprement les armatures. Puis les deux gendarmes tamiseurs s'acquittent scrupuleusement de leur tâche à l'aide de deux gros tamis de maçons tout neufs, achetés tout exprès quelques instants plus tôt sur réquisition au Castorama voisin. À eux de trier la masse noirâtre et indistincte récupérée, faite de vis, boulons, ressorts et autres débris provenant des sièges, et d'objets appartenant aux victimes : bijoux, montre, boucle de ceinture, appareil dentaire, téléphone portable, toutes ces choses pouvant ensuite permettre une identification ultérieure. J'en profite pour vérifier une nouvelle fois qu'aucun reste humain ne nous a échappé.

Tandis que nous sommes en plein travail, les renforts arrivent. Il est bientôt dix-sept heures. Les nouvelles équipes prennent en charge les véhicules dans lesquels des cadavres ont été repérés. J'en profite pour accompagner mes deux premiers « clients » jusqu'au CHU, dans le fourgon des pompes funèbres, afin de préparer la suite des opérations. Car tout est question d'organisation. Dès le début j'ai persuadé le procureur de centraliser les corps sur le CHU, ce qui n'est pas prévu par le plan rouge ni le plan blanc[10]. Mais c'est la seule solution pour disposer d'un plateau technique de qualité. Reste à organiser les transferts des corps, y compris entre la morgue et le service de radiologie. Pas question que morts et vivants se croisent dans les ascenseurs. Les radiographies doivent être terminées avant les autopsies prévues le lendemain, donc être faites dans la nuit. Il me faut des équipes, mobiliser tout le personnel disponible en vue des autopsies à venir, prévoir le matériel nécessaire, réserver les salles et m'assurer de la logistique élémentaire, comme les repas pour les intervenants. En début d'après-midi j'ai déjà téléphoné quelques consignes en ce sens à ma surveillante. La situation est très stressante pour elle, tiraillée qu'elle est entre mes exigences exprimées un peu abruptement et la crainte d'un refus de sa hiérarchie administrative. Mais elle a bien pris les choses en main. Lors de notre dernier entretien, elle m'a suggéré, vu l'ampleur des opérations, de rencontrer le responsable de crise du CHU pour lui expliquer mes besoins. Bonne remarque. Évidemment, je suis resté en tenue de travail, combinaison prêtée par la gendarmerie et bottes, le tout maculé de noir de fumée.

---

[10] Ces plans organisent les secours lors d'accidents ou de catastrophes susceptibles d'entraîner de nombreuses victimes. Le plan rouge est déclenché au niveau départemental par le préfet, il prévoit en particulier la coordination de la régulation médicale. Le plan blanc est décidé par le directeur d'un établissement de santé, il est destiné à faire face à l'activité accrue d'un hôpital comme un afflux massif de victimes.

À peine arrivé, la seule question du responsable de crise est :

— De quoi avez-vous besoin ? Vous aurez tout ce qu'il vous faut.

Génial. En presque vingt ans de médecine légale, c'est bien la première fois que cela m'arrive. D'ordinaire, l'administration m'explique avec force détails pourquoi je ne peux pas obtenir ce dont j'ai besoin... Alors, je donne ma longue liste : une équipe de manipulateurs radio pour toute la nuit, une salle de radio, un ascenseur bloqué pour le transfert des cadavres, des équipes d'autopsie, des lignes téléphoniques pour les recherches d'identification, une ligne de fax, une connexion Internet, de quoi nourrir tout le monde, des sachets en plastique pour mettre les objets retrouvés, des sacs de farine pour aider aux radiographies des restes (c'est un vieux truc de manipulateur radio pour compenser la disparition des tissus mous), etc. La liste m'apparaît sans fin, mais à chaque fois l'équipe administrative opine du chef et prend consciencieusement note des besoins. Qui seront tous comblés.

En quittant le bureau directorial, j'ai presque l'impression que la médecine légale est devenue une spécialité importante. En revanche, mon passage a laissé de belles traces de suie noire sur la moquette...

Depuis l'hôpital, j'essaie d'avoir des nouvelles du chantier en appelant les collègues sur place. Rien à faire : tout le réseau téléphonique est saturé. Je n'ai plus qu'à repartir, toujours accompagné de ma secrétaire. Cette fois-ci nous prenons ma voiture. Une belle Laguna bleu foncé au sol gris... vite taché des mêmes traces noires. Curieuse impression que celle de rouler sur une autoroute fermée où les seules rencontres sont des véhicules à gyrophare.

Nous sommes de retour sur le site vers vingt heures. La nuit est tombée sans que le travail s'interrompe, grâce aux pompiers qui ont déployé un éclairage mobile d'une efficacité étonnante, de grands globes au bout de perches gigantesques. On y voit comme en plein jour. Formidables pompiers qui pensent à tout, même aux estomacs des intervenants. Ils ont installé une cantine mobile qui sert une excellente soupe. Elle est d'autant meilleure que c'est, pour moi comme pour beaucoup de ceux qui sont à pied d'œuvre, le premier repas depuis le petit déjeuner.

Mes collègues ont sorti quatre autres corps et examiné tous les véhicules accessibles. Mais il reste un amas inextricable. Toujours pas trace de l'inspecteur d'académie et de son chauffeur, ni même de leur véhicule, au grand désespoir du procureur. Pour aller plus loin, il faut s'attaquer à l'enchevêtrement de tôles, de camions et de voitures compressées qui forme une sorte d'énorme îlot impénétrable. Mais le procureur temporise, faute d'avoir ses experts et surtout les engins de levage. Alors, j'en profite pour bavarder un peu avec mes collègues sur l'organisation de la journée du lendemain, qui sera difficile. Dans ces cas-là, l'expérience de chacun est précieuse.

Enfin, les experts automobiles sont là, les engins de levage sont arrivés et peuvent entrer en action. Le principal obstacle, le camion-citerne qui transportait l'azote liquide, est dégagé rapidement, laissant apparaître la voiture de l'inspecteur d'académie. Enfin, ce qu'il en reste, c'est-à-dire pas grand-chose. Le véhicule a été pris en sandwich entre l'arrière du porte-char plein de charbon pulvérulent, qui a largement contribué à alimenter l'incendie, et l'avant du camion-citerne. Entre les deux poids lourds, un espace de moins d'un mètre est occupé par la masse métallique de ce qui fut la Laguna de l'académie. Pliée en deux, l'avant sur l'arrière, compactée, charbonnée. Les jantes avant et arrière sont au contact les unes des autres. Impossible de deviner ce que l'on va trouver à l'intérieur.

Heureusement, les pompiers sont là. En moins de vingt minutes, à coups de vérins hydrauliques, ils « déplient » la carcasse. Je peux enfin entrapercevoir deux formes. Deux corps, à première vue, ou ce qu'il en reste, et qu'il va falloir récupérer. Opération longue et délicate, durant laquelle nous ramassons tout ce qui se trouve aux endroits où devaient se tenir le chauffeur et son passager, sans trop savoir de quoi il s'agit. Ce qui est sûr, c'est que si c'est mou, c'est humain. Au passage je ne reconnais qu'un bassin, ou quelque chose qui s'en approche. Le tout est placé dans des housses numérotées.

Il est deux heures du matin lorsque l'ensemble des équipes a terminé le travail de relevage. Huit corps ont été sortis des décombres. Reste à leur donner une identité. Ce sera le travail des autopsies du lendemain.

Tout le monde dort à la maison. La soupe des pompiers est loin, je m'ouvre une petite terrine de chevreuil. La chasse et la cuisine du gibier sont un de mes péchés mignons. Le goût et l'odeur discrète du génépi, mêlés à ceux du gibier et du pain aux céréales, envahissent mon palais et dispersent l'odeur de brûlé qui devenait obsédante.

Une bonne douche et deux shampoings plus tard, je sombre dans un sommeil sans rêves.

Le réveil a sonné tôt, je retrouve mes collègues légistes et dentistes frais et dispos à l'hôpital. Le service est sur le pied de guerre, les deux salles d'autopsie prêtes à fonctionner en parallèle. Je découvre la liste des « identités supposées » établie dans la nuit. Les gendarmes n'ont pas chômé. Ils ont réussi à dresser le décompte des véhicules enchevêtrés, quarante-huit voitures et dix poids lourds. Ils les ont identifiés, allant parfois jusqu'à utiliser le numéro du moteur, seul indice encore lisible dans les carcasses, pour remonter ensuite au propriétaire actuel. À partir des appels de familles, ils ont recoupé les informations sur les personnes ne donnant plus signe de vie, recueilli des éléments de reconnaissance (taille, signes particuliers, anciennes fractures, bijoux, marque du véhicule, etc.), récupéré auprès des dentistes quelques dossiers dentaires. Cela va faciliter les identifications par recoupement. Ils ont également fini le tri des objets et débris récupérés dans les véhicules. Les radiologues ont également abattu leur part de la besogne, réalisant tous les clichés possibles des restes emballés dans les sacs mortuaires.

Mettre des noms sur des restes épouvantablement carbonisés n'est pas le seul but de l'autopsie. Certes, les prélèvements biologiques vont nous donner accès aux ADN des individus, permettant de les rattacher à leur famille en l'absence d'autres éléments. Mais l'enquête judiciaire qui a déjà commencé a également ses contraintes.

— Bonjour, docteur. Bien dormi ?
— Comme un loir, monsieur le procureur.

— Docteur, j'ai une demande à formuler. Aïe, qu'est-ce qui va me tomber dessus ?

— Comme vous le savez, j'ai une enquête à mener, des responsabilités à établir. Lors de vos autopsies, avez-vous prévu des analyses d'alcoolémie et de drogues sur les conducteurs ? Parce que j'en ai besoin.

— C'est prévu, monsieur le procureur. Mais je voudrais également que l'on dose le monoxyde de carbone chez toutes les victimes.

— Je ne vois pas l'intérêt, on sait bien de quoi ils sont morts. Ce sont les identités qui nous intéressent, et les responsabilités.

— Au contraire cela me paraît indispensable. Cela va permettre de répondre aux questions des familles quand ils vont vous dire que leurs proches sont morts brûlés vifs.

La rumeur née la veille continue de colporter l'histoire des pompiers qui auraient vu des gens hurlant dans les flammes. Expliquer à quelqu'un que son mari, son épouse ou son enfant n'est pas mort brûlé vif va l'aider à affronter le drame. Établir la présence ou non de gaz de combustion dans le corps de la victime est donc une priorité d'où découlera la certitude En tout cas, pour les familles, c'est un argument scientifique de poids.

— Cela va coûter cher ?

— Non, si on peut faire des analyses sur du sang. Sinon, il faudra faire appel à des analyses sur les muscles, il y a peu de laboratoires qui le font et là, ce sera coûteux.

— Et vous les voulez sur les conducteurs comme sur les passagers ?

— C'est la moindre des choses.

Le procureur en convient. Nous pouvons attaquer.

Mais le magistrat n'oublie pas son principal souci. Avant que je n'entre en salle d'autopsie, il me rappelle. Je sens dans sa voix à la fois une discrète inquiétude et une note d'humour.

— Docteur, est-ce que vous pourriez commencer par l'inspecteur d'académie ?

— Je préfère vous donner toutes les identités d'un coup, lorsque nous aurons terminé l'ensemble des opérations. Sans doute dans le courant de la nuit.

Ce n'est pas la réponse qu'il attendait.

— Ah non, docteur, ce n'est pas possible. Vous ne vous rendez pas compte des pressions que je subis.

— Vous le savez bien, monsieur le procureur, la pression, c'est mauvais...

Et à propos de pressions, la presse n'est pas en reste. Mais l'unité de médecine légale est aux abonnés absents : pas question de lâcher quelque information que ce soit. D'ailleurs, les locaux ont été sécurisés : un fonctionnaire de police a été placé à chacune des entrées et filtre les passages.

Dans chaque salle, le protocole technique retenu a été affiché. L'autopsie proprement dite s'intéresse plus particulièrement au cou et aux poumons, afin de rechercher des traces de suie pouvant démontrer que la victime respirait encore au début de l'incendie. Nous en trouverons dans un seul cas, mais les analyses de monoxyde de carbone montreront qu'il n'avait inhalé que très peu de fumées avant de mourir. Ce qui permet d'écarter l'hypothèse du brûlé vif. Nous cherchons également, sur les parties conservées, des traces de lésions traumatiques pouvant être liées au décès. Une fois la tête et le cou étudiés, le chirurgien-dentiste récupère les maxillaires prélevés par le légiste. Ils sont radiographiés pour mettre en évidence en particulier les traitements de canaux. Puis un examen dentaire est réalisé. Dans ma salle, j'ai repris mon rôle de légiste, laissant l'examen dentaire au chirurgien-dentiste.

Vers dix-huit heures, alors que je suis en pleine dissection, c'est la grande visite administrative. Le directeur général est là, avec toute sa smala, guidé par le chef de service d'anatomie pathologique. Je les aurais bien laissés envahir la salle d'autopsie, histoire qu'ils n'oublient pas la médecine légale en dehors des périodes de crise. Mais aujourd'hui, tous ont l'air convaincus de l'importance de ma spécialité. Comme quoi, les pressions aussi ont du bon. Je m'interroge : et demain ? Quand ils n'auront plus la pression des événements, des familles, seront-ils aussi prévenants ? Bien conscient d'être un peu gore, je quitte mon corps (façon de parler...), me dirige vers l'équipe restée prudemment à distance, salue le directeur général et réponds aux questions. Jusqu'à ce qu'elles s'épuisent d'elles-mêmes.

Au soir de ce deuxième jour, après des heures de labeur, nous pouvons enfin rendre les premières conclusions au procureur.

Toutes les victimes ont succombé des suites de leurs blessures, dans les instants qui ont suivi le choc. Écrasement du thorax, fracas du crâne, rupture de l'aorte, arrachement d'un membre, toutes ont été très grièvement touchées lors des impacts. Même si l'incendie n'était pas survenu quelques minutes plus tard, aucune n'aurait pu survivre à de telles lésions.

À vingt et une heures, nous nous retrouvons autour d'une table pour une réunion de synthèse avec les gendarmes, en présence du procureur. Nous énonçons les caractéristiques relevées à l'autopsie, ce qu'on appelle dans notre jargon les données post mortem. Ainsi, sur la première victime, un homme, j'ai pu noter les traces d'une intervention chirurgicale sur la vessie. Le corps présente également une arthrose vertébrale indiquant un âge assez avancé. L'examen dentaire fait état de la présence d'un bridge de trois dents placé sur le maxillaire supérieur droit, entre la première prémolaire et la première molaire, de trois caries soignées et d'une molaire absente. Enfin, une montre Rolex et une alliance en or ont été retrouvées sur la victime.

Nous comparons ensuite avec les données recueillies auprès de la famille par les gendarmes : ce sont les données ante mortem de la victime présumée. Un homme âgé, opéré de la prostate il y a quelques années, portant un bridge dentaire, des plombages et à qui son dentiste a arraché une molaire. Son dossier dentaire mentionne bien le bridge et les plombages, la Rolex était un cadeau de son fils, son alliance de type jonc d'or datait de son mariage. Il ne la quittait jamais. Tous les points correspondent. Les deux légistes de l'équipe confirment donc l'identité, sur ces arguments réellement scientifiques. Le procureur enregistre silencieusement.

Ainsi, de proche en proche, chaque corps anonyme retrouve son nom, sa famille. Y compris celui de l'inspecteur d'académie.

Le dernier corps pose problème. C'est celui d'un homme jeune pour lequel les gendarmes de la cellule ante mortem ont la notion d'une intervention chirurgicale au genou, sans plus de détail. Fracture ? Intervention sur un ménisque ? Nous n'en savons rien.

À l'autopsie nous avons trouvé une vis chirurgicale dans le genou mais, faute de dossier médical et de radios pour une comparaison, impossible de savoir s'il s'agit bien de l'opération évoquée. La victime n'a jamais connu le dentiste. Elle a plusieurs dents cariées et aucune trace de soins dentaires. Enfin, les seuls objets trouvés, une petite croix et une chevalière avec des initiales, ont été ramassés dans le véhicule et non trouvés sur le corps. C'est peu. Aussi, d'un commun accord avec mon collègue légiste, nous émettons un doute scientifique raisonnable.

Il se fait tard, c'est le dernier corps, le procureur décide alors de s'appuyer sur les autres éléments disponibles.
— Cet homme est censé conduire le véhicule dans lequel on l'a trouvé. Selon ses proches, il portait une petite croix et une chevalière à ses initiales. Messieurs les légistes, pas d'objection ?
— Pas d'objection, monsieur le procureur.
— Par ailleurs, il n'a plus donné de ses nouvelles depuis hier matin. Si, sur la base de ces données, je considère qu'il s'agit bien de notre dernière victime, est-ce que les légistes y voient un inconvénient ?
— Disons que si scientifiquement nous ne pouvons pas affirmer cette identité, rien ne permet non plus de l'exclure.
— Très bien. Je prends la décision. Il s'agit bien de lui.

Il est maintenant vingt-trois heures, la séance d'identification est terminée. Mais un silence pesant envahit la salle. Le procureur, qui rassemble ses dossiers, s'immobilise. Il lève lentement la tête et comprend son malaise. Tous les regards des participants sont braqués sur lui.

— Que se passe-t-il ?
— Monsieur le procureur, vous avez les identités. Mais maintenant ?
— Comment ça, maintenant ?
— Oui, est-ce qu'il y a quelque chose de prévu ?

Là, on entend pour la première fois une petite voix très douce, à peine audible, venue du fond de la salle. Celle de la représentante de l'administration de l'hôpital, restée patiemment silencieuse jusqu'alors.

— Oui, on avait prévu une chapelle ardente.

Je réprime un gloussement : pour des corps carbonisés, le rapprochement est audacieux. Mais peu importe. Il y a plus ennuyeux, et je l'explique :

— Une chapelle ardente, c'est certes rassembler les victimes et leurs familles. Mais dans les décédés que nous avons identifiés, il y a peut-être des gens qui seront ensuite reconnus responsables de l'accident. Vous imaginez, pour les familles, d'avoir osé mettre côte à côte le ou les coupables et ses victimes ?

— Ce n'est effectivement pas adapté aux circonstances, soupire le procureur. Et puis je ne vais quand même pas payer les cercueils sur frais de justice !

Le débat est lancé. Finalement, après deux heures de discussions, où se mêlent psychologie, notion de deuil normal et pathologique, prise en charge financière, le procureur propose de faire une annonce officielle des décès, individualisée, famille par famille. La séance est levée, il est tard, mais personne ne mesure vraiment dans quoi nous nous lançons.

Le procureur s'est échappé. Pour tous les acteurs encore présents, au travail depuis bientôt quarante-huit heures, côte à côte, se quitter comme ça, de but en blanc, semble impossible. Impossible d'évacuer d'un claquement de doigts ces heures de tension partagée. Les uns et les autres ressentent le besoin de passer encore un moment ensemble, dans un autre cadre.

« Allons boire un verre », suggère un gendarme. Pourquoi pas ? Mais où, à cette heure tardive ? Certes il y a des bars en centre-ville. Mais toutes ces voitures de gendarmes, quelle belle tentation pour des casseurs nocturnes... Voilà comment, quelques instants plus tard, un convoi de sept voitures bleues siglées « Gendarmerie nationale » et « Identification criminelle » traverse silencieusement la ville gyrophares allumés et débarque dans la cour de l'ancienne ferme où nous vivons. J'ai de la chance, le voisinage dort, aussi je ne serai pas suspect de quelque activité coupable, pour ceux qui ignorent encore mon métier.

J'ai pris soin de prévenir Delphine, qui accueille fort civilement les visiteurs sur le pas de la porte. Scène surréaliste pour elle que d'entendre, à presque deux heures du matin, ces hommes en uniforme annoncer, à la suite d'un tonitruant « Bonsoir, madame », leur grade et leur nom, avec salut militaire et claquement de talons, avant de lui serrer la main. Rendue au quinzième militaire, elle réprime à grand-peine un fou rire.

Un bon feu crépite déjà dans la cheminée. Les uns et les autres se sont installés autour de l'âtre, armagnac de grand cru, cognac ou vieux whisky en main, pour bavarder jusqu'à trois heures du matin. Une façon comme une autre de faire un débriefing psychologique. Puis c'est le moment d'aller enfin dormir, pour tout le monde. Les renforts parisiens vont se reposer à la légion de gendarmerie de Poitiers, avant de regagner Paris le lendemain.

Troisième jour. Avec le départ des Parisiens, nous nous retrouvons en petit comité pour l'accueil des familles. J'ai rédigé les certificats de décès. Nous n'avons plus qu'à nous installer, le procureur, mon ami chirurgien-dentiste, Sophie ma secrétaire, l'un des enquêteurs de la gendarmerie et moi, dans la salle mise à disposition par l'administration hospitalière. Sur une table située derrière nous, nous avons disposé l'ensemble des pièces utiles : schémas des autopsies, radiographies, scellés des objets retrouvés sur les corps et dans les véhicules.

Pour chaque petite délégation familiale, le procureur a prévu de prendre la parole pour annoncer officiellement le décès. Puis il répondra aux interrogations, à l'exception des données de l'enquête en cours, soumises au secret de l'instruction.

Nous avons déjà listé les questions auxquelles nous nous attendons. « De quoi est-il mort ? » « Est-ce qu'il a souffert ? » « Vous êtes sûr que c'est lui ? » « On veut voir le corps ». Nous sommes prêts. Enfin, c'est ce que nous croyons. Car tout va être plus difficile que prévu.

Les gens qui arrivent devant nous sont très éprouvés. Des parents venus pour apprendre la mort d'un fils ou d'une fille, des enfants à qui il faut annoncer la disparition d'un père, d'une mère ou des deux à la fois, des frères et sœurs qui perdent l'un des leurs. Des épouses qui reçoivent en pleine figure la nouvelle du décès de leur mari. Rarement je me suis senti aussi démuni que face à ce gamin de dix ans qui m'interroge : « Alors, je ne le reverrai jamais, mon papa ? » Que puis-je faire d'autre que lui expliquer que non, il ne le reverra pas, ce papa. Mais je suis « brassé », obligé de sortir prendre l'air. Ce que nous allons d'ailleurs tous faire, à un moment ou à un autre. Tant de larmes, tant de chagrins exprimés ou contenus, tant de demandes impossibles à satisfaire ne laissent personne intact.

Et puis il faut convaincre celles et ceux qui demandent à voir une dernière fois le défunt. Leur faire comprendre l'horreur de ce qui les attend s'ils persistent, en leur montrant des photos de la voiture. Puis ce qu'il reste des objets calcinés retrouvés sur le défunt. Lorsqu'ils insistent encore, leur montrer les schémas d'autopsie, des silhouettes dessinées sur lesquelles sont reportées en noir les parties manquantes du corps, totalement disparues, et en hachuré les parties carbonisées. Un seul, devant le schéma, demandera malgré tout à voir son frère. Je lui propose alors de voir les radios du corps. Des clichés sur lesquels figurent toutes les parties que l'on a pu rassembler. La tête. Le haut du tronc avec les bras. Le haut du bassin. Un genou compris entre une moitié de cuisse et une demi-jambe. Rien au-dessus, rien au-dessous. Je place la radio sur le négatoscope, j'allume la lumière. Le garçon marque un mouvement de recul. « Bon, j'ai compris. Ce n'est pas la peine. »

Personne ne demandera l'ouverture des housses mortuaires. La plupart seront aidés par la cellule d'aide médico-psychologique, que nous avons rapidement installée dans notre salle d'accueil pour que les psychologues et psychiatres entendent les informations données et perçoivent les réactions.

Cette journée éprouvante est presque terminée lorsque le procureur, profitant d'une pause, me prend à part :

— Dites, docteur, je suis un peu ennuyé, j'ai là une dame qui vient pour une des victimes. Mais nous avons déjà fait l'accueil de son épouse ce matin.

— Ah. C'est donc sa maîtresse...

Pour laisser le procureur hors de cette démarche un peu particulière, c'est moi qui gère l'accueil de cette « vie parallèle » en la recevant hors de tout contexte officiel, quelques jours plus tard. Mais imaginons un instant que la « compagne non officielle » se soit trouvée dans les véhicules au moment de l'accident. Nous nous serions retrouvés avec une victime identifiée, le propriétaire de la voiture, et une autre victime, supposée être l'épouse légitime, mais en fait toujours vivante. Bonjour le sac de nœuds ! Et quelles difficultés pour retrouver son identité réelle !! D'où la nécessité de procéder, dans ces cas-là, à des identifications recoupées, de ne jamais se contenter de dire, c'est Madame Untel puisqu'elle est assise à côté de Monsieur Untel.

À peine nos identifications terminées, un wagon-lit s'enflamme dans l'est de la France, faisant onze morts. Du jour au lendemain, on ne parle plus de l'autoroute A10 aux informations nationales.

22. Le cercueil incinéré

Lorsque la police, appelée par des proches, trouve le cadavre d'un homme plutôt jeune, allongé chez lui face contre terre, et baignant dans un liquide suspect, elle tique. Quand les premières constatations établissent en plus que la porte du logement n'était pas fermée, l'affaire devient suspecte. Pour le mort, c'est le détour obligé par la table en inox, afin de rechercher les stigmates d'une éventuelle agression.

Le corps, sorti du frigo, empeste l'alcool à plein nez. Tout comme le liquide contenu dans l'estomac. La mesure d'alcoolémie dans le sang, faite par le labo, révélera un taux de plus de trois grammes. Pas un record pour la région, mais quand même un assez joli score. Sans surprise, je note la présence de liquide gastrique dans les bronches, symptôme classique de l'accident d'ivresse. Le type était tellement bourré qu'il a régurgité dans ses poumons et s'est noyé dans son vomi. Par ailleurs, l'examen attentif de l'ensemble des organes ne révèle aucune lésion traumatique. Dossier classé.

Le lendemain, le corps est remis à la famille. Les employés des pompes funèbres prennent en charge le cercueil et le convoient jusqu'au crématorium, pour une incinération. Ils recueillent ensuite les cendres, comme chaque fois, afin de les remettre aux proches qui attendent. Mais là, surprise, ils trouvent un volume et un poids de cendres très inférieur à la norme habituelle. Ils font part de leur étonnement à la famille du défunt, laquelle s'interroge et se tourne vers nous. La réponse est effectivement dans nos frigos. Le corps est toujours là. C'est un cercueil vide qui est parti à l'incinération. L'agent d'amphithéâtre recevra un blâme pour cette bourde.

Quelques jours après cette désagréable affaire, je reçois un coup de fil de la veuve :
— Bonjour, docteur, je suis Madame Untel, je ne sais pas si vous vous rappelez de moi...

« Bon sang, mais c'est bien sûr ! » comme dirait un célèbre commissaire... Alors que ce patronyme associé au défunt m'avait laissé insensible, d'un seul coup, la mémoire me revient. Cela remonte à ma période stomatologique, l'époque où je m'occupais des dents des vivants et de leurs mâchoires. D'ailleurs, la dame se charge de me le confirmer.

— Vous vous souvenez ? Vous aviez soigné ma fille, et ça s'était très bien passé, nous sommes enchantées du résultat.

Un peu décontenancé par cette entrée en matière, compte tenu des circonstances, je bafouille quelques mots un peu maladroits :
— Ah oui. Je suis content pour votre fille. Mais je suis vraiment désolé de ce qui s'est passé pour votre mari. Je ne comprends pas comment cela a pu arriver, et je vous présente nos excuses au nom de toute l'équipe...

— Ah, docteur, vous auriez pu le cramer cinq fois, ça ne m'aurait posé aucun problème. Dix ans qu'il me battait !

L'irascible ne le sera qu'une seule fois, mais une bonne fois pour toutes, un peu plus tard.

Je garderai toujours un doute dans cette affaire. Le cercueil devait être bien léger à porter... Et personne n'a été surpris ?

23. Le boucher

Niort, novembre 2002. Lorsque les enquêteurs pénètrent dans la maison de la famille B., ils sont loin d'imaginer ce qui les attend. Une pure vision d'horreur. Sur le grand lit de la chambre parentale gisent les corps de Valérianne, trente-sept ans, et de ses deux enfants, É́tienne, cinq ans, et Cécile, deux ans. Tous trois ont été égorgés.

Les premières constatations montrent que la petite Cécile a été tuée dans son lit à barreaux, avant d'être ramenée près de la maman. Dans sa chambre vide, l'oreiller et le matelas sont imbibés de sang. Elle a été atteinte à trois reprises par une lame qui ne lui a laissé aucune chance. É́ tienne, son frère, repose en revanche sur le lieu de son exécution, comme l'atteste l'immense tache rouge sous sa tête. Il présente une seule et vaste plaie d'égorgement qui va d'une oreille à l'autre. La maman, elle aussi, a été tuée sur place, le cou tranché. L'arme du crime pourrait bien être le couteau retrouvé sur le sol de la chambre, un couteau très particulier. D'un genre que je n'ai encore jamais vu : très long, muni d'une lame très étroite, au fil extrêmement affûté, comme un rasoir. Après quelques recherches, il délivre son usage, celui d'un professionnel : c'est un couteau à foie gras. Surtout utilisé par les charcutiers ou les bouchers. Tiens, comme c'est curieux. Le mari de la défunte et père des deux petites victimes est boucher. C'est lui qui a découvert les corps. C'est du moins ce qu'il raconte aux policiers qui le regardent déjà d'un air louche.

L'homme explique qu'il est rentré chez lui après sa journée de travail et qu'il a trouvé porte close. Bouclée de l'intérieur. À ses coups de sonnette insistants, son épouse a répondu, de l'autre côté de l'huis, par des vociférations diverses où il a cru comprendre qu'elle en avait marre d'un imbécile pareil et qu'elle ne voulait plus vivre avec lui. Il a tenté de négocier pendant un long moment, sans résultat. Il est alors allé chercher de l'aide chez un voisin, lui demandant de venir jouer les Casques bleus pour convaincre sa femme de lui ouvrir. Après avoir écouté le résumé de la situation, le brave homme a bien voulu tenter le coup et accompagner le boucher jusque sur le pas de sa porte. Sauf que cette fois, plus personne ne répondait. La sonnette résonnait dans le vide. Plus un bruit. Plus un cri. L'époux a alors cassé un carreau de la fenêtre dans la cuisine, il est entré et a découvert le massacre. Toutefois, son épouse, inconsciente, respirait encore. Le Samu a tenté de la ranimer. Mais elle avait perdu trop de sang et a succombé, exsangue, entre les mains des sauveteurs.

Pour les enquêteurs, cette version a un énorme défaut : le boucher n'a aucun alibi. Il a parfaitement eu le temps de tuer sa famille avant d'aller chercher le voisin. À ce stade de l'enquête, il devient ipso facto le suspect numéro un et se retrouve en garde à vue.

Vu la gravité de l'affaire, le dossier est confié très

rapidement à un juge d'instruction. Qui demande naturellement des autopsies pour préciser les conditions dans lesquelles les trois victimes ont été tuées. C'est alors que Nancy, ma consœur légiste en poste dans les Deux-Sèvres sollicitée dans cette affaire, prend contact avec moi. Elle aimerait bien un petit coup de main. J'aurais sans doute fait la même chose : pour mener à bien trois expertises simultanées dans une affaire qui s'annonce délicate, on n'est jamais trop de deux. Cela permet d'abord de se répartir la fatigue physique liée à l'exercice. Disséquer un corps exige à la fois une concentration intense et des gestes précis. Là, il y en a trois, nous en aurons pour des heures à rester debout, avec à la clé une forte consommation d'énergie et une grosse fatigue. Cela permet aussi de croiser les regards et donc d'optimiser les chances de ne rien oublier. Cela donne enfin une meilleure assise à nos interprétations, à partir de la double expérience des praticiens.

Les corps sont transférés au CHU de Poitiers, où nous opérons de concert. L'examen commence par la petite fille, Cécile. Il confirme les premières constatations. La partie antérieure du cou est le siège de trois plaies bien séparées les unes des autres, franches et très profondes. Aucune trace d'hésitation dans les gestes du tueur. L'artère carotide commune et la veine jugulaire ont été sectionnées, provoquant une hémorragie massive.

J'imagine déjà les assises et les questions auxquelles il faudra répondre :

— Docteur, pouvez-vous nous dire si cette petite fille a eu le temps de se voir mourir ?

— La plaie de la carotide entraîne une chute de la pression sanguine instantanée et le cerveau n'est plus irrigué. De ce fait, la perte de connaissance est immédiate. Ma réponse est non, monsieur le président. Elle n'a pas eu le temps de se voir mourir. Sous réserve que les trois coups aient été portés dans un bref laps de temps.

— Et pouvez-vous nous dire si vos constatations sont compatibles avec le couteau retrouvé dans la chambre ? Monsieur l'huissier, veuillez montrer le couteau aux jurés, à la partie civile et à l'accusé.

— Totalement compatibles, monsieur le président. Sa lame est parfaitement affûtée, coupante comme un rasoir, sans aucune dent ou micro-denture. Quant aux plaies, leurs berges sont parfaitement lisses. Mais seule l'analyse ADN du sang retrouvé sur le couteau pourrait prouver que c'est cet objet qui a servi à tuer Cécile.

— Je vous remercie, docteur. Effectivement je précise aux jurés que c'est bien le sang des trois victimes qui a été retrouvé sur la lame, l'expertise génétique est formelle.

Au moins Cécile n'aura pas souffert, et la mort aura été rapide, par choc hémorragique dans les minutes qui ont suivi.

Nous passons ensuite au garçonnet, Etienne. Il présente une seule plaie d'égorgement longue de quatorze centimètres, d'une oreille à l'autre. Le coup a été porté de droite à gauche, avec un mouvement de reprise de gauche à droite avant de repartir vers la droite. La lame a sectionné de nombreux petits vaisseaux, mais les jugulaires et les carotides sont intactes. Ce qui a provoqué un saignement abondant sans perte de conscience immédiate. Le petit Étienne a probablement agonisé un long moment avant que le choc hémorragique ne lui soit fatal. Un élément défavorable pour l'accusé. Là encore, la plaie est totalement compatible avec le couteau à foie gras.

Nous terminons par la maman. La situation est beaucoup plus complexe et demande toute notre attention. Car il n'y a pas que le cou qui est concerné. Outre la plaie profonde située sur le larynx, et accessoirement une plaie sous le menton, nous relevons d'autres lésions à distance du cou. Au poignet gauche d'abord, où une plaie profonde a sectionné tous les tendons fléchisseurs de la main et de nombreuses veines, toujours dans une action tranchante nette. Sur les doigts également, avec des plaies du dos de l'index et du majeur de la main gauche. Peut-être des lésions de défense ? Cela pourrait coller pour les deux doigts, en admettant que la femme ait porté la main à son cou pour se protéger. En revanche, le scénario est moins évident pour le poignet, où la plaie ressemble à ce que l'on observe habituellement lors de tentatives de suicide avec une lame de rasoir. Enfin, dans la région de l'aine, sur le haut de la cuisse gauche, le corps porte une plaie de huit centimètres de long qui a atteint les muscles mais non les vaisseaux. Toutes ces lésions ont leurs berges infiltrées de sang : la victime était alors vivante. Bizarre, ces plaies éparses alors que les enfants n'ont été atteints qu'au cou. Mais l'ensemble pourrait bien évoquer une lutte... La mère est la seule à présenter cette spécificité.

Nous passons à la dissection fine de son cou, laquelle nous réserve une surprise. Si la peau présente une seule plaie, en revanche le larynx et la trachée sont sectionnés à cinq niveaux différents. La lame a donc frappé à cinq reprises, passant à chaque fois par la même ouverture superficielle, tout en déviant légèrement de la trajectoire en profondeur. Un acharnement. Une violence extrême. L'image qui me vient à l'esprit est un va-et-vient de la lame dans la plaie. Aucune de ces sections de l'axe respiratoire n'est mortelle. En revanche, en regard de la section la plus haute, plusieurs gros vaisseaux sont touchés : les veines jugulaires sont sectionnées et la carotide gauche est tranchée net. Une blessure mortelle entraînant une perte de connaissance instantanée. La complexité de ces lésions impose un réexamen minutieux de toutes les parties du corps. Mais non, nous ne notons aucune autre lésion ou trace traumatique.

Avec ma collègue, nous notons dans nos conclusions provisoires que le cas des deux enfants est manifestement criminel. Quant à l'épouse, nous estimons que l'importance des plaies en impose pour un égorgement criminel. Cependant, les autres éléments, comme l'association d'une plaie profonde au poignet gauche chez cette personne droitière et l'absence de traces de défense ou de lutte, peuvent laisser envisager l'hypothèse d'un suicide. Hypothèse qu'il conviendra de confronter avec les autres données de l'enquête. Ce sera chose faite très rapidement.

Le lendemain, les enquêteurs me téléphonent :
— Docteur, nous venons de découvrir dans la maison un mot de l'épouse. Je vous le lis : « Tu as gagné, Stéphane. Mais je ne laisserai pas mes enfants à un poivrot. Je les emmène avec moi. Adieu. »
— ...
— On a confié le document à un expert graphologue. Mais nous n'aurons pas la réponse avant quelques jours. Alors on aimerait bien votre avis. Qu'est-ce que vous en dites ? C'est possible, de se trancher la gorge comme

cela ? Nous, ça nous laisse rêveurs.
— C'est possible. C'est rare, mais l'égorgement comme moyen de suicide a déjà été décrit.

À la lumière de cet élément nouveau, dont l'authenticité va être confirmée par un expert graphologue, nous reprenons nos explications. La femme d'abord tente de se trancher les veines. Le couteau dans la main droite, elle pose son poignet gauche en appui sur sa cuisse gauche, la paume de la main gauche vers le haut, les doigts repliés. Un faux mouvement, elle se blesse sur la face dorsale de l'index et du majeur. Pas grave. Elle se reprend et se tranche violemment le poignet. Mais la lame coupe parfaitement et les chairs n'opposent pas de réelle résistance. Le geste mal contrôlé déborde et le couteau entaille la cuisse. Elle saigne, elle ne peut plus utiliser sa main gauche, mais elle est toujours parfaitement consciente. Elle doit tenter autre chose.

La plaie sous le menton peut dater de ce moment-là. Une sorte d'essai, avant de passer aux choses sérieuses. L'auto-égorgement. La femme place la lame sous sa gorge, puis fait des mouvements de va-et-vient. Le couteau n'a aucune difficulté à couper la peau et les muscles. La lame est tellement affûtée que la douleur est minime. Les aller-retours sont rapides, les premiers mouvements ouvrent la trachée. Le dernier sectionne enfin carotide et jugulaire. Elle perd conscience.

Certes, il faut une sacrée détermination pour parvenir à se trancher la gorge en s'y reprenant à cinq fois. Mais il faut imaginer l'état psychique de la dame. Après la dispute avec son mari, elle a décidé d'en finir. Elle a écrit le mot, elle a tué ses deux enfants. Plus rien ne peut l'arrêter. Ses gestes sont confus, elle se blesse à la main, sous le menton, mais elle insiste. Jusqu'à parvenir au résultat voulu : la mort.

Nous n'irons pas aux assises : le boucher est relâché.

24. Enfant secoué

Toutes sirènes hurlantes, l'ambulance du Samu file à travers les rues de Poitiers en direction du CHU. À son bord, Clara, un an, que le médecin urgentiste tente de ranimer. C'est la maman qui a alerté les secours. Au téléphone, la voix pleine de détresse, elle a expliqué qu'après son biberon la fillette était devenue toute pâle, puis qu'elle avait cessé de respirer.
Hospitalisée dans le service de pédiatrie, Clara reste plongée dans un coma profond. L'équipe médicale pratique alors divers examens, dont un scanner complet, afin de rechercher les causes du coma. C'est ainsi qu'ils découvrent, dans le crâne de l'enfant, de nombreux hématomes « sous duraux » situés entre l'enveloppe fibreuse du cerveau et le cerveau lui-même. Or, ce type de lésion n'a que trois origines possibles. Les traumatismes directs (accidents de la route, chocs violents), certaines maladies rares et le secouage des enfants.

Cette forme de maltraitance enfantine n'a été reconnue que récemment. Mais elle est fort bien décrite. Elle correspond le plus souvent à un épisode d'exaspération des parents face à un bébé qui pleure trop, ou les réveille la nuit. Lors du secouage, la tête de l'enfant est soumise à des mouvements extrêmement brutaux d'avant en arrière. Le cerveau est ballotté à l'intérieur de la boîte crânienne, des petites veines se déchirent et se mettent à saigner, entraînant la formation de ces hématomes sous duraux. Les globes oculaires subissent eux aussi les conséquences du secouage. Reliés au cerveau via les nerfs optiques, ils se retrouvent tirés en arrière, puis projetés vers l'avant. Là encore, des saignements apparaissent à l'intérieur des globes. L'examen du fond d'œil pratiqué sur Clara confirme la présence de ces hémorragies oculaires. La suspicion de maltraitance est signalée aux autorités. Le procureur de la République me demande d'examiner l'enfant.

Clara est en réanimation pédiatrique. Plongée dans le coma, elle est intubée et ventilée artificiellement. L'examen externe de la fillette ne révèle aucune trace suspecte. Les analyses ont écarté toute éventualité d'infection ou de maladies du sang pouvant causer hématomes sous duraux et hémorragies de la rétine. J'en conclus, dans mon rapport, que tous les signes sont en faveur d'un secouage violent, avec un pronostic très défavorable pour la suite. Évaluation confirmée deux semaines plus tard par le décès de l'enfant. Le parquet de Poitiers ordonne l'autopsie.

Même après des années de pratique, l'autopsie d'un bébé reste une épreuve très particulière. J'ai besoin d'une longue mise en condition psychologique. Il me faut du temps. Je tourne longuement autour du petit corps. Je récapitule mentalement les étapes du protocole particulier, plus complexe que d'ordinaire, que je vais appliquer. Il s'agit d'explorer simultanément les hypothèses de la mort criminelle et d'une vraie mort subite du nourrisson. Le protocole médico-légal est centré sur la recherche des signes de violences. En parallèle, je vais multiplier, à chaque étape, les prélèvements biologiques pour rechercher une cause de mort subite. Je pratique également le prélèvement de la moelle épinière, sur laquelle je note, chez Clara, la présence des hémorragies classiques du secouage dans les régions dorsale et lombaire. Mais d'autres anomalies retiennent mon attention : certains organes, comme le foie et les reins, n'ont pas un aspect habituel. Les poumons sont anormalement denses.

Pendant que j'opère, les enquêteurs me relatent la garde à vue du papa.

— Il nous raconte n'importe quoi. Il nous dit que sa gamine devenait toute bleue, puis qu'elle devenait toute blanche, puis qu'elle arrêtait de respirer en le regardant avec des grands yeux. Ça l'inquiétait tellement qu'il la secouait pour la réanimer. D'après lui, c'est arrivé trois ou quatre fois depuis qu'elle est née. Vous vous rendez compte, docteur ?

Lorsque j'en termine, je ne peux que confirmer la présence d'hématomes sous duraux et d'hémorragies rétiniennes, tous les signes du secouage. En revanche, il n'existe aucune autre trace de violence. Ni ecchymose, ni fracture ancienne ou récente. Je n'ai plus qu'à attendre le résultat de l'analyse des prélèvements pour conclure. Les labos me les transmettent quelques jours plus tard.

La petite Clara était atteinte d'une infection touchant plusieurs de ses organes, un grand classique de la mort subite du nourrisson. Ses poumons présentent, outre des lésions récentes, d'autres plus anciennes, qui correspondent à d'autres infections pulmonaires.

Le papa a bien dit la vérité aux enquêteurs. Devant la détresse inexpliquée de son enfant, il a eu à plusieurs reprises des gestes de sauvetage inadaptés. Clara, gravement malade, était sur le point d'être terrassée par une infection massive. Peut-être qu'une hospitalisation et un traitement lourd en seraient venus à bout. Mais c'est peu probable, car tous les principaux organes étaient envahis de germes.

Ce n'est pas le secouage qui l'a tuée. Le parquet clôt le dossier sans suite.

25. La famille infernale

Un jour ordinaire de juin 2002. Au programme de ce matin, l'autopsie d'un homme, une victime d'homicide à l'arme blanche, d'après ce que j'en sais. L'agression n'a pas eu de témoin et le ou les auteurs courent toujours. Il va donc falloir faire « parler » le corps, lui faire raconter ses derniers instants.

Je me prépare. D'abord, enfiler un « pyjama » de bloc opératoire, pantalon et chemise de toile verte. Puis, la tenue de protection dite « canadienne », sorte de blouse en toile épaisse, à manches longues, et fermée dans le dos. Calot, masque, double paire de gants : une paire de gants en cotte de mailles, pour éviter les blessures, et, par-dessus, une paire de gants chirurgicaux. Ce temps de préparation est une étape particulièrement importante pour moi. Car pour pouvoir travailler dans de bonnes conditions, pour rester concentré sur l'examen scientifique et technique auquel je dois me livrer, je dois évacuer tout affect. Pour cela, je me livre à un exercice mental : transformer la dépouille qui m'attend de l'autre côté de la porte. Avant et après, c'est une personne, un corps-sujet à qui l'on doit le respect. Pendant que j'opère, je dois impérativement le considérer comme un objet d'étude, et seulement ça. Faute de quoi, je ne saurais travailler en toute objectivité. D'autant que s'il n'y a pas d'autopsie facile, certaines sont plus difficiles que d'autres. Par exemple, face au cadavre d'un jeune enfant, lorsque l'on est soi-même père de famille. Il faut pouvoir surmonter beaucoup d'obstacles psychologiques pour faire ce que l'on attend d'un médecin légiste. Seule cette « objectisation » le permet. Même si je respecte au mieux le corps-objet.

L'autopsie est une opération violente qui altère l'intégrité du corps. Une violence ultime, extrême mais nécessaire. Puisque c'est elle qui va rendre une identité à un cadavre inconnu, qui va révéler ce qui a mis fin à son existence, qui va contribuer à démasquer celui qui l'a tué. C'est notre façon à nous, légistes, de lui rendre son humanité.

Je suis prêt. Je peux œuvrer.

À l'ouverture de la housse, je constate avec surprise que le corps est entièrement nu. La chose est rare. Il arrive souvent que le mort soit partiellement déshabillé lorsque le Samu est intervenu pour tenter une réanimation. Mais à poil, non. L'un des deux enquêteurs de la police judiciaire qui assistent à l'autopsie me donne l'explication : l'homme a été surpris par un rôdeur alors qu'il était au lit. Selon son épouse, il avait l'habitude de dormir sans pyjama. OK. Cela facilite mes premières constatations : le type est lardé d'entailles, faites par une lame.

Nous le glissons sur la table. Il est du genre râblé, de petite taille mais très costaud, la petite soixantaine, le cheveu noir et ras, avec des tatouages sur les bras et les épaules, de nombreuses cicatrices anciennes sur les jambes. Les traces de son passé militaire, comme me le souffle l'un des policiers. Il est d'ailleurs issu d'une famille de grands soldats qui a laissé son nom à une place de la ville. Retraité de l'armée depuis quelques années, il travaillait la nuit pour une entreprise de sécurité. Tandis que je prépare mes instruments, j'écoute le récit de l'enquêteur du commissariat de Poitiers.

Monsieur vivait dans le centre de Poitiers avec sa femme et son fils, âgé de dix-huit ans. Le samedi précédent, en fin de matinée, l'épouse et le garçon se sont absentés pour faire des courses, laissant le mari dormir dans sa chambre au premier étage de la maison. À leur retour de la supérette voisine, ils trouvent la porte grande ouverte et, dans l'entrée, gisant sur le carrelage au milieu d'une mare de sang, le corps du monsieur. Les policiers, arrivés sur les lieux peu après, ont été surpris, me disent-ils, par l'attitude de la femme et du fils. D'ordinaire, en de telles circonstances, ce sont plutôt cris et sanglots. Là, rien. Silence, froideur et absence totale de réaction, d'émotion. Certes, nul ne sait comment il réagira, en de telles circonstances. On peut imaginer être en proie à une sidération absolue liée à la violence du choc affectif, au point d'être incapable de s'exprimer. Mais pour les limiers de la PJ, qui ont malheureusement l'expérience de ces situations, ce n'était pas vraiment le cas. Une petite alarme a clignoté dans leur tête, tandis qu'ils procédaient aux constatations d'usage.

Certes, la première hypothèse, la plus évidente, est celle d'un crime de rôdeur : un malfaisant qui aurait vu la femme et le fils sortir, et qui se serait introduit dans la maison en la croyant vide pour y dérober quelques objets. Il serait alors tombé sur le père et l'aurait tué avant de s'enfuir. Cette version est en tout cas celle de la presse locale, qui titre sur « un crime inexpliqué ». Voilà le tableau, alors que j'entame l'examen.

J'ai un peu de mal à démarrer, face à ce corps massacré, couvert d'hématomes et de plaies. Manifestement, le gars ne s'est pas laissé faire. Il s'est défendu, s'en est pris plein la figure avant d'être achevé à coups d'arme blanche. À moi de reconstituer cette suite d'événements.

Description externe, photos d'ensemble et de détails.

L'avant du corps est couvert d'ecchymoses. Il y en a partout. Toutes sont contemporaines les unes des autres, mais elles se divisent en deux catégories. Celles sur la partie haute, torse, bras et visage, sont typiques de coups. Celles de la partie basse, jambes et genoux, évoquent des chutes ou des glissades répétées.

J'identifie ensuite dix-huit entailles, toutes semblables et provoquées apparemment par la même lame. Seules deux d'entre elles sont « tranchantes », portées au niveau du cou comme pour un égorgement. Toutes les autres sont « piquantes », avec pénétration de la lame au niveau du thorax, des bras et d'une cuisse. Je les numérote, de haut en bas, arbitrairement, c'est-à-dire sans préjuger de l'ordre des coups, puis je les photographie en détail avec une mire millimétrée. Ensuite, je pratique une dissection de surface pour évaluer, pour chaque coup porté, l'orientation de la lame et son mouvement, de haut en bas ou inversement, de droite à gauche ou inversement.

Poursuivant plus avant, je constate que le corps est exsangue. Il s'est vidé de son sang. L'hémorragie provoquée par les coups a été mortelle. Ce que me confirment les policiers : la scène de crime, au rez-de-chaussée de la maison, baignait dans l'hémoglobine. En revanche, dans la chambre à coucher, au premier, pas une goutte. Seulement des traces d'une lutte.

La dissection détaillée du cou révèle des signes de strangulation, indétectables sur la peau. Les cartilages du larynx sont fracturés. La présence de petites ecchymoses autour des fractures confirme qu'elles se sont produites du vivant de la victime. Je note aussi, sur le visage, des ecchymoses d'aspect inhabituel au niveau des lèvres, du nez, du menton. Cela ne ressemble pas à des traces de coups. Plutôt aux signes d'une compression importante du visage, visant les orifices respiratoires. Le tableau qui se dessine est bien celui d'un impressionnant déchaînement de violence.

La suite de l'autopsie confirme le massacre. Je note cinq plaies par arme blanche dans la région du cœur : l'une dans le ventricule droit, deux sur le tronc de l'artère pulmonaire, deux sur le ventricule gauche. Mais ce n'est pas tout. L'agresseur s'est acharné. Les deux poumons sont perforés en plusieurs endroits. La lame a également pénétré l'abdomen en un point, le bras et la cuisse. Quant aux deux coups tranchants portés à la gorge, ils ont atteint les veines jugulaires.

Le reste de l'examen ne révèle rien de notable. Aucune trace de violence sexuelle, pas d'autres marques suspectes sur la tête. Je remarque également que la victime ne présente aucune blessure dite « de défense » au niveau des mains ou des avant-bras. Le plus souvent, lors d'une attaque au couteau, l'agressé tente de saisir la lame à pleine main ou lève le bras devant son visage afin de se protéger des coups. Il en résulte de profondes entailles caractéristiques. Là, rien. Pourtant, les marques sur le corps prouvent que l'homme s'est battu avec son agresseur. Possible explication : lors des coups de couteau, un second agresseur a pu entrer en jeu et maintenir les bras de la victime.

Il me reste à établir une séquence plausible des coups de couteau.

Sur le thorax, le premier coup a frappé le poumon droit. La présence d'un épanchement sanguin d'environ un tiers de litre dans le thorax prouve que l'activité cardiaque était encore efficace à ce moment-là, au moins partiellement.

En revanche, les cinq coups sur le côté gauche de la cage thoracique, s'ils ont transpercé cœur et poumon, n'ont entraîné aucune hémorragie interne. Ni hémothorax gauche, ni hémopéricarde, cet épanchement sanguin dans la poche qui entoure le cœur. Cela a provoqué un « pneumothorax », c'est-à-dire une entrée d'air entre la paroi du thorax et le poumon. Sans saignement. Ce qui veut dire qu'à ce moment-là, l'homme respirait toujours, mais n'avait plus assez de sang disponible pour alimenter sa pompe cardiaque. Il était à l'agonie.

C'est donc qu'entre-temps, il s'était vidé de son sang. La seule possibilité, c'est par les veines jugulaires entaillées. Mais sans perdre connaissance : en effet, le saignement d'une veine jugulaire se fait « à basse pression », sur le trajet de retour du sang passé dans le cerveau. La perfusion sanguine cérébrale est conservée, permet le maintien de l'alimentation du cerveau en oxygène et en sucre assez longtemps, avec conservation de la conscience.

Si la lame avait touché les artères carotides, situées juste en arrière des veines jugulaires, le sang aurait jailli en grandes gerbes et la victime se serait effondrée immédiatement du fait de la perte de pression sanguine cérébrale.

Cela donne donc « coups, strangulation, violences sur le visage, chutes, glissades », sans que je puisse préciser l'ordre. Puis deux coups tranchants au niveau du cou. Ensuite, divers coups de lame pénétrants, portés au bras, à la cuisse, à la base du cou et dans le poumon droit. Enfin, les dernières actions dans la région du cœur. Tous les coups ont été portés horizontalement. Encore que cette direction reste assez théorique : elle se réfère toujours, par convention, à une victime debout et au garde-à-vous. Même lorsque la victime n'est pas un ancien militaire...

Je n'ai plus qu'à rendre mon rapport au magistrat et à passer à autre chose. Pas pour longtemps. Trois semaines après, le juge d'instruction me téléphone et m'invite à assister à la reconstitution criminelle. Il en profite pour me faire le point de l'enquête, qui est arrivée à son terme. Bigre. Les policiers n'ont pas traîné pour boucler l'affaire et mettre les présumés coupables sous les verrous. Je dis « les », car ils sont bien deux, comme je l'avais subodoré. Deux, la femme et le fils ! Les enquêteurs les avaient à l'œil depuis le début, intrigués qu'ils avaient été par leur comportement. Mis en garde à vue et interrogés, ils ont finalement passé des aveux complets et très détaillés.

Nous nous retrouvons donc, en ce matin de juillet, devant la maison du crime. Tout le monde est là, policiers, magistrat instructeur et son greffier, avocats, auditeurs de justice. Même l'équipe du Samu intervenue le jour de drame a été convoquée. Dans le fourgon grillagé de l'administration pénitentiaire, deux silhouettes attendent de tenir leurs rôles respectifs. Ils vont d'ailleurs devoir patienter, comme nous tous. Car le juge qui vient d'ouvrir la porte du pavillon recule dans un mouvement de dégoût. À l'intérieur, rien n'a été nettoyé. Des nuées de grosses mouches bourdonnent au-dessus d'une mare de sang coagulé qui remplit le couloir de l'entrée. Impossible de travailler dans ces conditions. Le juge décide donc de réquisitionner sur-le-champ une entreprise de nettoyage. Le pauvre ouvrier qui débarque un peu plus tard d'une fourgonnette, sourire aux lèvres, seau et balais à la main, ne sait pas ce qui l'attend... Lorsqu'il ressort, vingt minutes plus tard, il a la mine fermée, mais il laisse derrière lui des lieux nickel. Nous pouvons commencer.

Les policiers font alors descendre les prévenus du fourgon. Je découvre une petite femme à l'allure timide et effacée, brune, toute menue, et un jeune homme de corpulence moyenne, le cheveu ras et le regard froid, déterminé. Des gens ordinaires.

Encadrés par les policiers, ils s'engouffrent dans la maison, suivis par la petite troupe des présents. Direction, le premier étage. À quelques mètres de l'entrée, sur la gauche, un escalier étroit et raide, en forme de U, débouche sur le palier qui dessert la chambre des époux. Le lit trône en son milieu, mais la pièce est assez vaste pour nous contenir tous. Un meuble bas, un fauteuil. Au mur, au-dessus du lit, un tableau représente une scène militaire. Des couteaux de collection dans un cadre, quelques médailles militaires, des soldats de plomb, tout traduit le passé de la victime. Quant aux tapisseries, elles doivent remonter aux années d'après-guerre, vu leur état. Le tout dégage une impression d'austérité seulement troublée par quelques taches de couleur : les poupées de madame, soigneusement alignées sur le meuble.

Le juge s'empare alors du procès-verbal d'audition des deux prévenus, dans lequel sont consignés les aveux détaillés de l'épouse et du fils. Ce document va être le fil conducteur de la reconstitution.
Le magistrat commence la lecture à haute voix. L'assistance écoute un récit où le sordide le dispute au minable.

Tout le début concerne les préparatifs du crime, plusieurs mois auparavant. Les deux conjurés décident de se débarrasser de ce père et de ce mari qu'ils décrivent comme un tyran domestique. Mais pas question de se faire prendre. Alors, ils cherchent la façon de tuer sans laisser de traces, puisant dans leurs connaissances médico-légales acquises dans les séries télé. C'est ainsi qu'ils imaginent leur stratagème : simuler une mort naturelle survenue pendant le sommeil.
Chez un homme de plus de soixante ans, un décès soudain pouvant être dû à un arrêt cardiaque ou à une rupture d'anévrisme n'éveillera aucun soupçon. Le Samu – car les deux comploteurs ont prévu d'appeler le Samu – n'y verra que du feu et délivrera le certificat de décès.
Reste à exécuter le bonhomme. L'asphyxie leur apparaît très vite comme la seule solution, à condition de trouver un moyen qui ne laisse pas de marques décelables. Ils passent au crible toute une série d'accessoires pouvant servir à étouffer l'homme. La couette et l'oreiller sont rapidement éliminés. Trop difficiles à manipuler avec précision. Finalement, ils

optent pour un film plastique appliqué sur la bouche et le nez, de façon à obstruer les voies respiratoires. Pour ne pas laisser d'empreintes, ils font l'acquisition de gants de ménage en caoutchouc. Pour qui douterait de leur méticulosité, le fils justifie ce choix : le caoutchouc offre une bonne prise sur le film plastique, sans risque de glisser. C'est ce même souci du détail qui pousse madame et son fils à prévoir une couette non loin du lit. Elle servira à maintenir les jambes de la victime, qui ne manquera pas de se débattre, sans faire de marques. Enfin, par précaution, un couteau sera placé sous le lit. On ne sait jamais...

Voilà pour le scénario. Reste maintenant à le mettre en œuvre, ce samedi de juin. Là, le juge cesse de lire et passe la parole au fils. Lequel s'exécute comme s'il s'agissait de raconter ses dernières vacances. Le père est rentré de son travail de nuit fatigué et dort profondément, allongé sur le dos. Le fils enfile les gants, prend le film de plastique et pénètre discrètement dans la chambre. Sa mère suit. Une fois près du lit, il se précipite sur le dormeur qu'il chevauche à califourchon tout en lui appliquant le film sur la bouche et le nez, de toutes ses forces.

« Montrez-nous », demande le juge. Un jeune policier a pris la place de la victime, sur le lit. Le prévenu obéit et refait les gestes. Cela colle parfaitement avec les traces que j'ai relevées sur le visage de la victime.

Pendant ce temps, la mère s'est saisie de la couette et s'est jetée sur les jambes du malheureux.

« Montrez-nous, madame. »

Pour l'homme qui, la seconde d'avant, était encore au pays des rêves, le réveil est brutal. Il est en pleine asphyxie, soumis à un stress terrible. Sous l'effet de la décharge d'adrénaline, ses forces sont décuplées. Il parvient à se redresser et à se lever du lit.

Précision laconique du fils : « J'ai été surpris. Il a failli m'avoir. »

Déséquilibré, le fiston s'accroche et se retrouve sur le dos du père, qui est maintenant debout. À demi asphyxié, supportant tout le poids du fils qui l'enserre de ses jambes au niveau de la taille, il tombe, se relève, retombe. Des chutes répétées qui sont cohérentes avec les lésions relevées sur ses deux genoux. Le fils ne desserre pas son étreinte. Mais une nouvelle chute déséquilibre l'étrange attelage familial. Le cavalier lâche prise, permettant à la monture de reprendre un peu d'air tout en se précipitant vers l'escalier pour s'enfuir.

Il n'a pas le temps d'atteindre le palier qu'il est rattrapé, saisi par-derrière. L'agresseur passe son bras gauche sur l'épaule gauche de son géniteur pour le bloquer et tente de l'étrangler en serrant sa main droite sur le cou. Je retrouve les fractures du larynx de l'autopsie, sans aucun doute provoquées par cet épisode.

Le prévenu, qui se prête très volontiers au jeu de la reconstitution, montre au juge comment il a procédé en mimant ses propres gestes.

— Et vous, que faisiez-vous à ce moment-là ? demande le juge à la mère.

— J'étais inquiète pour mon fils.

C'est d'ailleurs bien la seule chose qu'elle peut faire. L'étroitesse des lieux ne lui permet pas d'intervenir. Elle est coincée derrière les deux protagonistes, son fils devant elle. Alors, elle s'inquiète.

Maintenant, les deux hommes dévalent l'escalier, toujours en luttant. Le père chute à plusieurs reprises, le fils toujours dans son dos. La suite va se dérouler au rez-de-chaussée. La troupe descend donc à son tour pour se répartir dans l'étroit couloir du bas. Le temps de cette manœuvre, mon regard croise celui du fils. Il est à environ un mètre cinquante de moi et me fixe. Surpris, je le toise à mon tour. C'est bien la première fois que je me retrouve dans cette situation au cours d'une reconstitution criminelle. Les secondes s'égrènent sans que ni lui ni moi ne baissions les yeux. Enfin, ma secrétaire passe entre nous. Le regard froid et impavide qui me fixait accroche la silhouette en mouvement et la suit. Terminé. Cela tombe bien, le juge est prêt.

Le prévenu reprend sa narration pointilleuse des événements, avec un luxe de détails insensé et sans aucune interférence affective. D'ailleurs, sa mère joue la même partition. Lorsque le fils décrit une situation, elle précise un geste : « Oui, tu étais à califourchon, mais ton pied, là, il n'était pas comme ça. »

La bagarre fait donc rage dans ce couloir. Le père essaie désespérément d'atteindre la porte qui donne sur la rue, là, à quelques mètres de lui. Impossible, avec ce garçon qui frappe, frappe encore, toujours. D'autant que dans le corps à corps, le jeune a réussi à passer devant et lui barre la sortie.

L'issue menace d'être incertaine, car le tyran a encore de belles ressources. Alors, la mère remonte dans la chambre, récupère le couteau caché sous le lit et redescend pour le tendre au fils. Le père essaie de s'en saisir. En vain. Le fils a le couteau en main. Et il frappe. Une première fois alors que le père est en train de se relever. Il le touche à la cuisse. C'est l'hallali. La mère entre dans la danse et saisit, par-derrière, les bras de son mari. Lequel se trouve dans l'incapacité de se défendre pendant quelques secondes. Cette fois, les coups pleuvent.

La victime tombe sur le sol. L'assaillant s'acharne, mimant les coups pénétrants.

Cette fois, j'interviens :

— Monsieur le juge, je retrouve bien les actions piquantes, mais il manque deux actions tranchantes, qui ne sont pas les mêmes gestes. Est-ce que vous pourriez demander au prévenu s'il a porté des coups dans un mouvement circulaire ?

La réponse est immédiate :

— Ah oui, j'avais oublié, j'ai aussi donné deux coups tranchants sur le cou.

Tout concorde, le scénario semble complet. Le juge pose encore quelques questions à la mère :

— Et vous, pendant tout ce temps-là, à quoi pensiez-vous ?

— J'avais peur pour mon fils.

Étrange femme, capable de manifester tant de craintes pour son rejeton, alors qu'elle a les pieds dans le sang de son mari qui agonise. Mais elle a aussi, à ce moment-là, un autre problème. « Ça a raté », dit-elle. Alors, elle va prendre les choses en main. Elle décide de jouer le crime de rôdeur. Après s'être débarrassé de toute trace de sang, les deux conjurés vont faire quelques courses au supermarché voisin. Le ticket de caisse servira d'alibi. Il ne leur reste plus, à leur retour, qu'à appeler les secours. Leur seul oubli, à ce moment du scénario, est de manifester un peu d'émotion. Ce qui mettra la puce à l'oreille des enquêteurs et finira par entraîner leur perte.

Les deux accusés ne se départiront jamais de cette froideur extrême. Je les retrouverai tels quels, lors de leur comparution devant les assises de la Vienne, deux ans plus tard.

Pour le légiste, la cour d'assises est un passage obligé dans les affaires criminelles. Pas toujours une partie de plaisir, d'ailleurs, face à des avocats prêts à tout pour défendre leurs clients – et c'est bien leur rôle. Mais ils ignorent souvent la rigueur scientifique, et le dialogue est parfois difficile avec eux. C'est pour cela que je tiens à la plus extrême rigueur lors de chaque autopsie. J'applique à tous les cas des protocoles définis au niveau européen, qui obligent à un examen systématique et complet, de façon à ne laisser aucune zone d'ombre. Je dois pouvoir apporter une réponse scientifiquement étayée à toutes les questions concernant les causes de la mort et ses circonstances. Lorsque je dois expliquer que, sur tel ou tel point, je ne peux pas me prononcer, je dois pouvoir dire que c'est parce que toutes les vérifications nécessaires ont été faites et n'ont pas été concluantes. Et non parce qu'on aurait oublié de les faire.

Appelé à la barre dans cette affaire, j'ai pris soin, comme de coutume, de ressortir le dossier quelques jours avant pour le potasser. Car entre le moment où j'ai remis mon rapport au juge d'instruction et celui où je suis convoqué en tant qu'expert par le président des assises, il peut s'écouler parfois trois ou quatre années. Entre-temps, des centaines de corps sont passés entre mes mains, j'ai rédigé des centaines d'autres rapports. Autant dire qu'une sérieuse révision s'impose.

Dans l'affaire de la mère et du fils associés dans l'action criminelle, ma prestation consiste à rapporter mes observations médico-légales. En fait, je présente aux jurés une synthèse de mon travail, et non l'intégralité du rapport d'expertise, dont la longueur et la précision technique leur seraient totalement indigestes.

J'explique la nature et la chronologie des coups et blessures relevés sur le corps, que je mets ensuite en relation avec la reconstitution criminelle et les aveux circonstanciés, observant la totale cohérence de l'ensemble. Une affaire relativement simple, somme toute, se déroulant sous les yeux des deux protagonistes totalement absents. Comme s'ils n'étaient plus concernés. Les psychiatres reviendront longuement sur cette relation fusionnelle entre mère et fils, puis sur cette pure construction intellectuelle faisant du père et du mari un tyran abominable, portrait totalement déconnecté de la réalité dépeinte par l'ensemble des témoins.

La mère, considérée comme le « cerveau » du crime, en a pris pour vingt ans. Le fils, qui fut le bras armé de la volonté maternelle, a été condamné à dix ans de prison.

26. Les rollers

Les parents sont inquiets. Leur fille de quatre ans a été bousculée la veille par un type en rollers, juste devant la maison. Elle a eu un sommeil agité toute la nuit et, ce matin, pas moyen de la réveiller. Alors, ils appellent les pompiers. Transportée d'urgence à l'hôpital, la petite est admise en soins intensifs mais reste plongée dans le coma. Les examens au scanner montrent la présence d'un hématome sous dural compatible avec un choc, lors de la collision. Le problème, c'est qu'elle a aussi des hématomes sur le visage et dans le dos, dont certains à l'évidence ne datent pas de la veille. Elle a également des cicatrices importantes sur le thorax et l'épaule droite, traces anciennes d'une brûlure causée, selon les parents, par la chute malencontreuse d'une casserole d'eau bouillante.

Il n'en faut pas plus aux pédiatres pour signaler au procureur un cas de suspicion de sévices. Chargé de l'examen de la fillette, toujours inconsciente, je fais les mêmes constatations que mes collègues. Compte tenu du pronostic vital engagé, je recommande, en cas de décès, la réalisation d'une autopsie. L'enfant meurt dans les jours qui suivent.

L'examen externe très minutieux auquel je procède sous la lumière des scialytiques révèle de nouvelles traces suspectes. À peine visibles. De légères différences de teinte de la peau, qui passeraient facilement inaperçues, mais qui pourraient bien être de très anciennes ecchymoses. La seule façon d'en avoir le cœur net est de faire des « crevés », des incisions de la peau pour voir ce qui se passe plus en profondeur. Inconvénient de cette technique, elle ne donne d'informations que sur l'endroit de l'incision. Si le bistouri passe à quelques millimètres d'un hématome, c'est raté. Par ailleurs, vu le nombre de traces suspectes, je vais être obligé de multiplier les incisions, puis de les recoudre. Cela va prendre beaucoup trop de temps pour un résultat aléatoire. Ce n'est pas la bonne méthode. Je décide donc, de façon très exceptionnelle, de faire un « écorché » complet.

Le corps est placé sur le ventre. J'incise au milieu de chaque jambe, depuis le talon jusque dans le bas du dos, puis les deux bras sur leurs faces postérieures, depuis les poignets jusqu'aux épaules. Ces quatre traits rejoignent l'incision faite au milieu du dos. Je n'ai plus qu'à décoller entièrement la peau pour avoir une vision complète de tout le tissu sous-cutané. Ce « déshabillage » est horrible : le résultat, c'est d'un côté la peau de l'enfant, de l'autre comme un animal écorché. Mais il est nécessaire. Car non seulement il confirme la multitude des lésions suspectées à l'examen externe, mais, de plus, il révèle la présence d'ecchymoses marquées sur les faces internes des cuisses, témoignant d'une saisie violente. Je ne détecte pourtant aucune trace de violence sexuelle. L'état de ces lésions invisibles me permet de les faire remonter, pour les plus anciennes, à plusieurs semaines. Ainsi, les violences répétées sont prouvées.

Je prends un soin tout particulier, à la fin de cet examen, à rhabiller le petit corps dans son enveloppe charnelle. Les incisions sur la face postérieure sont suturées et dissimulées par la longue chemise blanche dans laquelle nous glissons la fillette.

Au fur et à mesure des interrogatoires, les parents, confrontés aux évidences médico-légales, changent de version. Ils abandonnent assez vite la collision avec le garçon en rollers. « C'est une gamine turbulente »,

« Elle tombe très souvent », « Ah, ça y est, je me souviens, elle a fait une chute dans l'escalier ». Chaque fois, les enquêteurs reviennent aux constatations médico-légales pour leur expliquer que non, cela ne peut pas être ça. Enfin, à court d'arguments, ils concèdent un début de vérité.

— Elle était tellement insupportable que, de temps en temps, on était obligé de la frapper.

Un policier intervient :

— Mais alors, cette histoire de rollers, c'est quoi ? Le père répond :

— Rien. Je lui avais juste donné une claque un peu plus forte que d'habitude, la veille. Elle ne s'est pas réveillée.

27. Monsieur R.

Novembre 2002. Je commence ma journée par un grand café. Je vais avoir besoin de ma dose. Ce matin, le tableau de service prévoit deux autopsies consécutives. Les corps sont arrivés la veille, en provenance d'un petit village des Deux-Sèvres. J'ai parcouru rapidement le dossier de la gendarmerie. Il s'agit d'un couple, la bonne soixantaine tous les deux. Je verrai la suite de l'histoire après.

Je commence par l'homme. Je sais que la dame ne se formalisera pas de cette entorse à l'étiquette. Il est habillé, sans aucune marque de désordre dans ses vêtements. En revanche, il porte des traces de coups de chaque côté de la tête, sur les tempes. Il a également été atteint par un projectile tiré à bout touchant, comme l'atteste l'orifice présent à la partie postérieure de son cou. Ce que confirme la radiographie, sur laquelle je distingue de multiples plombs de chasse. L'essentiel de la charge est resté groupé dans le rachis cervical et a sectionné plusieurs veines, entraînant une hémorragie lente mais ininterrompue conduisant à la mort. Les vêtements en portent la marque dans le dos, sous la forme de vastes taches rouge sombre. Je note cependant que les gendarmes ont trouvé le corps gisant face contre terre. Si l'homme avait agonisé dans cette position, le sang aurait coulé sur le devant du cou et inondé le sol sous la victime, imbibant le devant de ses habits. J'en déduis qu'il est resté debout, ou au moins en position assise, durant un long moment.

Madame est elle aussi habillée sans aucun signe de désordre ni déchirure de ses vêtements. Son visage est souillé de sang et de gravillons, avec une ecchymose sur le côté gauche. Elle présente une plaie importante du cuir chevelu près de la nuque, et une seconde derrière l'oreille gauche. La radiographie montre d'importantes fractures faciales, du type de celles que l'on observe lors de chutes violentes ou d'accidents de la route. Je note également d'importantes lésions du cerveau, avec une hémorragie méningée, une contusion cérébrale des lobes frontaux et un fracas de la base du crâne. Le tout semble résulter de trois coups très violents portés avec un objet contondant. La mort est survenue par asphyxie selon un mécanisme assez classique. Les fractures faciales ont saigné dans la trachée et les poumons de la victime, inconsciente du fait des lésions cérébrales. Elle n'a donc pas pu rejeter l'écoulement qui a fini par l'asphyxier.

J'en ai terminé avec le couple. Mais les gendarmes m'ont prévenu : il y avait un troisième larron dans la maison lorsqu'ils sont intervenus. Monsieur R. Ce personnage sur lequel pèsent de fortes présomptions est hospitalisé en réanimation au CHU. Il a été atteint de plusieurs projectiles d'arme à feu, apparemment au moment de l'intervention des gendarmes. Il a été touché à sept ou huit reprises, à la main droite, au coude droit, au bras droit, dans le thorax, dans l'abdomen et dans la cuisse droite. Il a dû subir une intervention chirurgicale. Le juge me demande également d'examiner l'individu. Je dois dire que ma visite à son chevet est assez succincte. Le blessé est intubé, sous respiration artificielle et sous sédation. Trois bonnes raisons pour lui de ne pas se montrer très bavard. Je m'en tiens donc à une description précise des plaies provoquées par les projectiles. Au passage, je reçois les doléances du personnel soignant, très remonté contre les forces de l'ordre. « Vous vous rendez compte, docteur ? Tirer comme cela sur un homme, c'est inimaginable. C'est un scandale ! » Je me borne à répondre que cela dépendait des circonstances, et que je ne les connais pas.

En fait, je ne vais les découvrir dans leur intégralité qu'un an plus tard, lorsque je reçois une convocation du juge pour la reconstitution criminelle, accompagnée de l'ensemble des pièces du dossier. Mon rôle : dire si les déclarations de la personne mise en examen, Monsieur R., coïncident avec la réalité des faits constatés. Je me plonge donc dans la lecture du dossier.

Le couple accueillait et logeait des handicapés dans leur grande maison bourgeoise. Ils avaient également ouvert leur porte à cet homme d'une quarantaine d'années qu'ils considéraient comme leur propre fils. Il faut dire que leur fille, à défaut de l'avoir épousé, en est amoureuse. Mais les rapports au sein du couple sont difficiles. L'homme, extrêmement jaloux, d'un naturel violent, a une personnalité très particulière. C'est semble-t-il à la suite de plusieurs différends financiers que l'homme s'en prend à ses quasi-beaux-parents. Sa compagne, décidée cette fois à faire cesser cette spirale de violences, le met à la porte et commande un camion de déménagement pour le lendemain. Pour l'expulsion définitive de l'importun. Mais les choses tournent mal : revenu sur les lieux, l'homme frappe les parents, menace la fille, qui réussit cependant s'enfuir. Les gendarmes, alertés, arrivent rapidement sur les lieux, mais ne peuvent empêcher la mise à feu de la maison. C'est alors qu'ils voient, se découpant sur la lueur de l'incendie, une ombre armée d'un couteau qui se dirige vers eux. L'un des gendarmes fait les sommations d'usage mais la silhouette continue d'avancer. Puis se met à hurler : « Ça sera vous ou moi ! ». Les sommations ayant été répétées sans plus de succès, le gendarme tire alors en direction de l'agresseur. Un tir instinctif, afin de l'immobiliser. Sans visée réelle, mais à cette distance c'eût été inutile. En concentrant son tir sur le côté droit de l'assaillant afin de neutraliser le bras tenant le couteau. Une fois, deux fois, trois fois... l'ombre continue d'avancer. Le gendarme, tout en reculant, poursuit son tir, de plus en plus inquiet. Quatre, cinq, six... Rien à faire. Ce n'est qu'à la huitième balle que l'homme, atteint à la hanche, s'écroule. Une fois la fusillade terminée, les gendarmes découvrent les deux morts et appellent le Samu pour le blessé.

Le rendez-vous est fixé sur place à quatorze heures. À l'heure dite, je retrouve la petite foule habituelle, avec juge, greffière, avocats, gendarmes, expert en arme et balistique. Il fait un temps magnifique et la saison des fraises bat son plein. Je repère d'ailleurs, dans les jardins de la propriété à l'abandon, de nombreux plants portant de gros fruits bien mûrs. Une variété ancienne que je connais bien, pour en avoir cueilli, enfant, dans le jardin de ma grand-mère, Madame Moutaud. Mais aujourd'hui ces fruits sont oubliés de tous. Une injustice que je vais m'employer à corriger à plusieurs reprises, lors des longues périodes d'attente entre deux de mes interventions. Quelques autres participants suivent d'ailleurs rapidement mon (mauvais) exemple, s'égaillant dans les plates-bandes pour se régaler de fraises parfumées garanties sans aucun traitement chimique. Ce qui n'empêche pas la reconstitution d'être d'une très haute tenue, menée de main de maître par un magistrat scrupuleux et attentif.

Les événements qui ont conduit à la fin tragique du couple se sont déroulés dans la cuisine de la maison, située au rez-de-chaussée. Impossible de s'y installer : de la belle demeure, il ne reste que des ruines noircies, après l'incendie. Le juge décide donc de procéder à la reconstitution dans une pièce vide d'un bâtiment annexe. Il demande au mis en examen de refaire les gestes accomplis ce soir-là. Monsieur R. mime alors la façon dont il a défoncé la porte de la cuisine. Le couple s'y était retranché, après une première discussion houleuse. Lorsqu'il pénètre dans la pièce, il tient une carabine douze millimètres à la main. Mais ce n'est pas lui qui a tiré : il a été victime d'un coup de bouteille lancé par son beau-père. L'objet est venu frapper l'arme et a fait partir le coup.

Le juge me regarde. C'est à moi d'intervenir. Je rappelle que la victime a été atteinte par la balle à l'arrière du cou. Or, si l'on en croit les déclarations du mis en examen, le lanceur de bouteille lui faisait face. Impossible.

Monsieur R. m'écoute attentivement. Puis, sans se démonter, corrige le tir... Puisque ce ne peut pas être beau-papa, c'est donc belle-maman qui a lancé la bouteille. Après tout, il faisait sombre et il n'a pas bien vu qui le visait. En tout cas, c'est sûr, « le coup est parti tout seul et a atteint beau-papa qui me tournait le dos, puisque vous le dites... »

Je fais observer au juge que les positions respectives des trois acteurs du drame, telles que rapportées par le mis en examen, sont incompatibles avec la trace d'un tir à bout touchant. Problème. Et ce n'est pas le seul. L'expert en balistique souligne que, malgré de nombreux essais, il lui a été impossible de déclencher un tir en tapant sur la carabine. Seule une action volontaire et énergique sur la détente était en mesure de faire partir le coup.

— J'sais bien c'que j'dis, quand j'vous dis que le coup est parti tout seul !

— Monsieur, l'expert en balistique qui a examiné votre arme vous dit que ce n'est pas possible.

— Moi je vous dis que si. Il a mal fait son boulot, votre expert !

Monsieur R. explique ensuite qu'il a essayé de se suicider avec son arme, mais qu'il n'a pas pu. Elle ne fonctionnait plus. Le juge interpelle du regard l'expert en balistique. Qui confirme un dysfonctionnement. Mais lié à une déformation consécutive à un choc violent porté sur la crosse. Crosse sur laquelle on a retrouvé le sang du mari, mais également de la femme. Déduction simple de notre part : après avoir tiré sur le mari, le mis en examen lui a asséné deux coups de crosse à la tête.

Ce n'est sans doute pas tout. Les gendarmes ont retrouvé dans les ruines de la maison une masse de forgeron tachée de sang. L'analyse a confirmé qu'il s'agissait là encore de celui des deux victimes. De quoi douter sérieusement de la suite de l'histoire déroulée par

Monsieur R. Selon lui, après le tir accidentel, le mari blessé et lui se seraient retrouvés dehors, derrière la maison. Puis dans la serre. Pour discuter. Beau-papa lui aurait demandé le pourquoi de cette violence, avant de lui pardonner.

Passons à madame et à son pauvre crâne fracassé. Encore un accident, à en croire le mis en examen. Sacré jour de poisse pour le couple, non ? En voulant échapper à la scène, la dame aurait sauté par la fenêtre de la cuisine, située au rez-de-chaussée et se serait étalée sur le sol cimenté de la cour. Mais il a aussi une autre explication possible. Il se souvient d'être passé devant elle, alors qu'il portait une bouteille de gaz destinée à alimenter le futur incendie. Peut-être aurait-il pu négligemment, en passant devant elle, lui donner un coup de bouteille dans le visage. Une simple maladresse, en quelque sorte.
Cette évocation spontanée de la bouteille de gaz recèle peut-être une parcelle de vérité. Le mis en examen a fort bien pu se servir de cet objet lourd et contondant pour frapper. C'est une possibilité. Et la masse ? Une maladresse, également ?

Vient alors le moment de l'intervention des gendarmes. Le mis en examen explique qu'il a mis la main en avant pour protéger son corps des coups de feu. Regard du juge. J'interviens. Les orifices d'entrée sont incompatibles avec la position que mime Monsieur R. En revanche, ils correspondent parfaitement à une personne qui a le bras tendu au-dessus de la tête, comme on peut le faire lorsque l'on tient un couteau pour agresser un tiers.

Monsieur R. s'en tiendra à ces explications, largement éloignées de celles que nous proposons. La synthèse des informations issues de l'expertise balistique, des autopsies et des analyses d'ADN dans les taches de sang donne la séquence suivante : Monsieur R. tire à bout touchant sur le mari, qu'il atteint à l'épaule gauche et au cou. Ces lésions ne provoquent pas la mort immédiate. Beau-papa, comme l'appelle affectueusement son meurtrier, sort de la maison. Le mis en examen le rattrape et lui assène alors deux violents coups de crosse, se servant de son fusil comme d'une batte de base-ball. Au passage, un petit coup à belle maman pour compléter le tableau. L'arme devient inutilisable. Le mis en examen ramasse alors une masse de forgeron avec laquelle il frappe. Beau-papa, puis belle maman. Cette dernière reçoit ensuite un ou plusieurs coups de bouteille de gaz. Au passage, avant de l'utiliser pour incendier la maison.

Il est minuit passé lorsque la reconstitution se termine. Le mis en examen menotté est reconduit à son fourgon, tandis que les uns et les autres s'en retournent chez eux. Il n'y a plus une seule fraise dans le potager. Faut pas gâcher.

L'histoire connaît un premier épilogue deux ans plus tard, devant la cour d'assises des Deux-Sèvres. Le suspect profite de l'occasion, devant une salle comble, pour se tailler la part belle lors des débats. Il s'en prend sans cesse aux experts, qui osent contredire ses explications, les accuse d'avoir mal travaillé, saute sur la moindre incertitude pour tenter de jeter le discrédit. Pire, il entend bien se faire passer pour la seule victime de ce drame et faire le procès des gendarmes, en occultant le supplice du couple. Il en prend pour trente ans. Mais c'est mal connaître le bonhomme : il fait appel de cette injustice flagrante et change d'avocats.

Novembre 2008, cour d'assises de Vendée, à La Roche-sur-Yon. Le procès a été quelque peu retardé, conséquence du choix de Monsieur R. qui a appelé à l'aide un célèbre et très médiatique avocat parisien.

Être en face d'un ténor du barreau n'est pas pour me déplaire et je savoure à l'avance cette perspective. D'ailleurs je ne suis pas venu seul : toute mon unité est là, pour sa formation et pour voir comment le patron s'en sort. Mais le ténor est absent : parti pour une cause plus médiatique sans doute, une histoire de berger victime d'une erreur judiciaire... Remplacé par un de ses sbires. Déception.

Monsieur R. n'a pas changé. Ni physiquement, ni mentalement. Il a passé la matinée à malmener les gendarmes, les traitant comme la première fois d'incompétents. Mais cette fois-ci l'effet de surprise n'a pas joué et le président recadre à chaque fois la situation.

Les experts à la barre, c'est toujours un moment important. Là où un procès peut basculer. Monsieur R. le sait et utilise au maximum son droit de s'exprimer. Sa ligne de défense est assez simple : la victime, c'est moi, et les experts ne valent rien. Depuis le premier procès, il a peaufiné ses arguments. Sur chacun de nous, il a préparé son dossier.

Ma déposition tient en deux temps. D'abord, le temps des victimes, les vraies, les morts, avec mes constatations lors des autopsies et l'interprétation lors de la reconstitution. J'évacue les détails inutiles, en particulier ces multiples versions contradictoires de Monsieur R., toujours contredites par les faits. Pour ne garder que la synthèse. En termes les plus simples possibles, pour que les jurés comprennent. Ils se font rapidement, je suppose, une idée du déchaînement des violences de Monsieur R. et de l'angoisse des victimes qui ont eu le temps de se voir mourir. En particulier le mari, gravement blessé au cou, déambulant toujours conscient dans la cour de la maison sans comprendre ce qui lui arrive, puis achevé à coups de crosse et de masse. Pour sa femme, je peux espérer que les coups portés sur la tête l'aient vite plongée dans l'inconscience.

Sur le banc de la partie civile, leur fille pleure silencieusement. L'avocat général me demande une précision. Puis un silence s'établit. Le président :

— Monsieur R., avez-vous des questions à poser à l'expert ? Parce que là, c'est le moment de nous fournir vos explications sur ce qui s'est passé...

Monsieur R. se lève, s'apprête à parler puis se ravise et se rassoit. Sa réponse tient dans une négation de la tête.

— Continuez, docteur.

Deuxième temps fort : l'examen des blessures de Monsieur R. et le tir des gendarmes.

Lors du premier procès, Monsieur R. m'avait accusé de ne pas savoir compter. Car s'il y avait eu huit tirs, lui présentait treize blessures. Alors où étaient passés les cinq projectiles manquant à l'appel ? J'avais beau lui expliquer que les balles avaient un orifice d'entrée et un orifice de sortie, ce qui pouvait multiplier les blessures et fausser les comptes, il n'en démordait pas.

Cette fois-ci c'est aux jurés que je décris ce qu'est un

orifice d'entrée et ses caractéristiques, qui permettent habituellement de le différencier formellement de l'orifice de sortie. Un exposé simple, avec des mots simples. Puis je décris la position du bras de Monsieur R., transpercé à quatre reprises alors qu'il brandissait son couteau au-dessus de sa tête, comme le prouvent formellement les clichés faits dans le service des urgences. Enfin je solde les comptes : il n'y a bien que huit projectiles qui l'ont atteint, les cinq plaies supplémentaires sont des orifices de sortie. Monsieur R. a de nouveau la parole. Mais cette fois-ci il ne reste pas silencieux et la salve des questions commence :

— Docteur Sapanet, si vraiment j'avais fait du mal à beau-papa, comment expliquez-vous qu'il m'ait dit qu'il me pardonnait ? Hein, comment vous l'expliquez ?

Le président intervient très vite, rappelant à Monsieur R. que ce n'est plus le moment de poser des questions sur ce qui s'est passé avant qu'il ne soit touché par les gendarmes.

— Parlons-en, des gendarmes ! Vous savez ce qu'ils m'ont fait ?

Et Monsieur R. de montrer ses cicatrices. Enfin, plutôt les marques au feutre indélébile qu'il a soigneusement tracées autour de chacune d'elles : des cercles qui font entre cinq et dix centimètres de diamètre, pour des cicatrices de neuf millimètres... Mais il faut bien que tout le monde voie !

— Et je ne vous montre pas celle que j'ai dans la fesse...

Ma repartie est un peu inconvenante, j'en conviens :

— Je l'ai bien noté dans nos comptes, vous avez effectivement un trou de balle mal placé... Dans la fesse... C'est un orifice de sortie.

— Docteur Sapanet, comment expliquez-vous que ce soit un orifice de sortie ? Hein, comment vous l'expliquez ? Pour moi, ce n'est pas possible. Ou alors je devrais être mort.

Le président intervient :

— Monsieur R., on voit la balle dans le trou dans la fesse. On la voit sur la photo. C'est bien comme le docteur Sapanet vous l'a dit... Avez-vous des questions qui fassent avancer les débats ?

— Oui. Docteur Sapanet, comment expliquez-vous toutes ces cicatrices alors que le gendarme dit qu'il n'a tiré que huit fois ? Hein, comment vous l'expliquez ? Il y en a beaucoup plus !

— Je crois que c'est vous qui ne savez pas compter : je vois sur votre peau des cercles autour de cicatrices qui n'existent pas...

Car Monsieur R. est têtu. Pour faire bonne figure, il a carrément ajouté des ronds un peu partout sur son bras droit... et sur sa tête !

Cette fois la cause est entendue : c'est perpétuité, assortie d'une peine de sûreté de vingt-deux ans....

28. Le train-train de la mort

Le TGV, c'est un peu Bernard Blier, alias Raoul Volfoni, dans Les Tontons flingueurs :

« (...) j'vais lui montrer qui c'est Raoul. Aux quatre coins d'Paris qu'on va l'retrouver, éparpillé par petits bouts façon puzzle (...) Moi quand on m'en fait trop j'correctionne plus, j'dynamite... j'disperse... et j'ventile... »

Et pour ventiler, elle ventile, la motrice lancée à trois cents kilomètres à l'heure. Dans le département, les gendarmes ramassent les morceaux de corps déchiquetés sur parfois près de huit cents mètres. Macabre collecte dont le résultat m'arrive dans cinq ou six sacs poubelles, aux fins d'identification. Les éléments disponibles pour ce travail sont rares. Les vêtements, qui permettent parfois de recouper un signalement, ont disparu. Si le sujet a attendu la motrice debout, genre « baiser de la mort », ce qui arrive souvent, on retrouvera les chaussures posées sur le ballast. Quelques fragments de tissu permettront éventuellement de se faire une vague idée de la tenue. Les gendarmes ont parfois eu la chance de ramasser la poche arrière d'un jean contenant encore le portefeuille du mort et ses papiers d'identité.

Pour ce qui est de l'apparence physique, il faut avoir de sérieuses capacités d'imagination pour reconstituer un corps à partir de morceaux dont les plus gros ne font guère plus de trente à quarante centimètres et qui échappent en règle générale à toute tentative de description raisonnée. Ma mission n'en consiste pas moins à répondre aux questions de la maréchaussée. Laquelle tient à savoir s'il s'agit véritablement d'un suicide et non d'un homicide camouflé, si la victime était vivante au moment de l'impact, quelle était sa position et, accessoirement, son identité. En revanche, pour l'heure de la mort, là, notre précision est extrême. À la minute près. Une performance en médecine légale. Mais qui n'a rien à voir avec le légiste, juste avec l'ordinateur de bord du TGV qui enregistre à la seconde près le déclenchement du freinage d'urgence.

Première phase, ouverture des sacs. Je place la tête – ou ce qu'il en reste – d'un côté de la table, les pieds – d'ordinaire récupérés à peu près entiers – de l'autre. Puis je tente de combler le vide entre les deux à l'aide des fragments disponibles. Il faut parfois procéder à quelques ajustements. Récupérer un cœur passé dans l'abdomen et le remettre dans le thorax. Retrouver un utérus qui a migré sous la peau d'une cuisse pour le ramener dans ce qui reste du bassin. La tâche est rendue d'autant plus difficile que tous ces fragments sont passés sous les roues de la machine et sont couverts de cambouis. Certains ont, du point de vue de l'identification, un intérêt incontestable. C'est le cas des mains, porteuses des empreintes digitales. Il est très rare que la pulpe des doigts soit abîmée par le choc, ce qui permet de faire des relevés précis, à charge ensuite, pour les enquêteurs, de les comparer à divers fichiers. C'est le point faible de la technique. Faute d'empreintes de référence – tous les déprimés n'étant pas forcément fichés au grand banditisme –, ce relevé permet rarement d'aboutir. Autre souci, les dents, critère d'identification classique en médecine légale, sont rarement utilisables. Pour la bonne et simple raison qu'on ne les retrouve pas. Ou si peu... Une ici au fond d'un sac, une autre dans le cerveau, d'autres enfin dans les muscles du cou. Les tatouages peuvent également donner des indications, à condition de pouvoir les reconstituer. Un beau travail de couture en perspective. Les gendarmes disposent d'autres indices, comme la présence d'un véhicule abandonné près du lieu d'impact. Ce sont d'ailleurs, il faut le souligner, leurs investigations, même si elles s'appuient sur les données de l'autopsie, qui permettent de mettre un nom sur ce qui reste d'un suicidé du TGV.

Selon les témoignages des conducteurs confrontés à ce genre d'épreuve, la plupart du temps, le futur disparu se tient debout, face à la motrice. Le baiser de la mort. D'autres lui tournent le dos, les plus craintifs. Certains se couchent sur l'un des deux rails. Mais dans tous les cas, ils n'ont aucune chance d'en réchapper. Il y a le choc, d'une violence inouïe, qui fait exploser le bas de la jupe de la motrice. Le corps éclate. Les différentes parties sont alors aspirées sous les roues et hachées menu. Autant dire que, dans ces conditions, la recherche de traces d'homicide n'est pas aisée. Pour ne rien laisser au hasard, nous pratiquons des radiographies systématiques des sacs et de leur contenu, afin de détecter la présence d'éventuels projectiles. Je cherche également tous les indices d'ecchymoses, même la plus petite trace, preuve qu'ils étaient vivants au moment du choc.

Si le TGV est devenu le principal fournisseur de cadavres éparpillés, les voies classiques de la SNCF ont gardé leurs candidats à l'aller simple sans billet pour l'au-delà. Comme ce pauvre garçon qui a choisi de s'agenouiller, par une nuit sans lune, face à un train de marchandises. Le chauffeur a vaguement distingué une ombre dans la lumière de ses phares, puis il a ressenti un léger choc, alors qu'il arrivait à destination. Le temps de donner un coup de frein pour arrêter son convoi, il est descendu jeter un coup d'œil et s'est effondré, victime d'un malaise cardiaque. Les pompiers ont eu double travail. D'abord, évacuer le malheureux qui s'en est tiré après des soins intensifs. Puis décrocher le corps sans tête fiché à l'avant de la motrice, cause de l'immense frayeur du machiniste. Ce qui ne fut pas une mince affaire, le crochet avant de la machine faisant office d'hameçon géant. L'identification du malheureux ne posa toutefois pas de problème, une fois la tête récupérée sur le ballast dans un état tout à fait acceptable.

29. L'égorgeuse

— Allô, docteur ? Vite vite, on vous attend à Migné-Auxances. Il y a eu un meurtre, une histoire de cambriolage qui a mal tourné. Le procureur veut absolument que vous veniez sur place.

Le coup de fil de Sophie, ma fidèle assistante, me propulse donc, en ce beau matin du printemps 2003, vers le nord de Poitiers. Migné-Auxances et ses 5 800 habitants (moins un) ne sont qu'à six kilomètres. Je suis sur place en quelques minutes.

Je salue tout le monde. Le chef enquêteur me fait un premier topo de la situation. La victime est un homme âgé, grabataire, qui a été égorgé dans son lit. Un désordre apparent laisse penser à un cambriolage. Mais les policiers tiquent. « Pour nous, ce n'est pas clair », conclut l'enquêteur. C'est d'ailleurs pour cette raison qu'ils ont demandé ma présence. À moi de me faire une idée. J'entre dans la maison.

Dans la cuisine, une femme d'une cinquantaine d'années, tassée sur une chaise, est visiblement très abattue. « C'est sa fille », me souffle l'enquêteur qui m'accompagne. Elle et son mari vivent dans la maison. Elle a découvert le drame en rentrant des courses et a donné l'alerte. Une alerte à l'horaire enregistré par les services de police. Sur la table traînent encore les restes d'un petit déjeuner interrompu. Un bol de café, des tartines. Dans l'évier, je note la présence de plusieurs couteaux baignant dans du liquide vaisselle. Je passe dans le salon sans rien relever d'anormal. Puis l'enquêteur me guide vers une chambre. La pièce est occupée par un lit « médicalisé », sorte de lit d'hôpital, dans lequel gît un homme manifestement mort. Il porte une chemise d'hôpital qui se boutonne dans le dos et présente une vaste plaie d'égorgement qui a saigné abondamment. Le lit est imbibé de sang. Dans la pièce, un peu de désordre, quelques traces de fouilles. La fenêtre est ouverte, un carreau cassé. Le policier à mes côtés intervient :

— Regardez les bouts de verre, docteur. Ils sont à l'extérieur. Le carreau a été cassé de l'intérieur. Pas net, tout ça. Il nous faudrait l'heure précise de la mort. Le mari de la dame, représentant de commerce, serait parti vers six heures ou six heures trente pour aller à Limoges. Nous n'avons pas encore réussi à le joindre.

À ce stade, je ne dispose pas de beaucoup d'éléments pour répondre aux policiers. Le corps est encore chaud, sans rigidité. Je procède donc à diverses mesures. Je commence par prendre la température hépatique. Un petit coup de bistouri sous les côtes, du côté droit. Puis, au travers de l'incision, j'enfonce le thermomètre à sonde d'une vingtaine de centimètres, de façon à bien pénétrer dans le foie. Je relève ensuite la température du tympan, la plus représentative de la température du cerveau. Cet organe, bien à l'abri dans la boîte crânienne, est sans doute le mieux protégé face aux variations de température interne. Il donne des indications assez fiables pour dater la mort. J'introduis la sonde dans le conduit auditif, jusqu'à ce qu'elle soit au contact du tympan.

Je procède enfin à un prélèvement de l'humeur aqueuse de l'œil pour un dosage de potassium. Alors que sa teneur est stable du vivant du sujet, elle va se mettre à décroître régulièrement en fonction du temps à partir du décès. J'utilise pour cela une seringue munie d'une très grosse aiguille, un « trocart », que j'enfonce dans le coin externe de l'œil jusqu'à la voir au travers de la pupille. Puis j'aspire lentement le liquide très visqueux et transparent. Au fur et à mesure, le globe se vide et s'affaise dans la cavité oculaire. Une fois le prélèvement effectué dans les deux yeux, on injectera du liquide physiologique afin de redonner leur volume aux globes.

Ces opérations terminées, le corps est évacué vers le CHU pour une autopsie que je pratique l'après-midi même, en présence des policiers.

Tandis que je me prépare, ceux-ci me font un point sur leurs investigations.

De ce qu'ils ont appris, la victime était grabataire et souffrait de multiples pathologies depuis de nombreuses années. Sa fille a toujours refusé de le mettre en maison de retraite, préférant s'en occuper seule chez elle. Elle affirme s'être absentée pour faire quelques courses, après le départ de son mari qui ce matin-là devait se rendre chez un client à Limoges. À son retour, elle a découvert la scène et appelé la police.

Toutefois, à leurs yeux, quelques détails ne collent pas. À commencer par cette histoire de vitre brisée de l'intérieur et ce désordre superficiel censé évoquer un maraudeur. En revanche, ils ne disposent d'aucun élément matériel tangible. Les couteaux retrouvés dans l'évier ont été lavés. Si l'un d'eux a servi au criminel, cela va être difficile à prouver. Quoique avec les progrès techniques sur l'ADN... Ils attendent donc de l'autopsie qu'elle leur précise éventuellement quel type de couteau a pu être utilisé, s'il peut s'agir de l'un de ceux ramassés dans l'évier et surtout si l'heure de la mort permet d'écarter la participation du mari. Auquel cas les soupçons se resserreraient sur la fille, laquelle n'a toujours pas pu être interrogée. Elle est totalement effondrée, dans un état de prostration totale.

Je commence par un nouvel examen externe, en complément de celui, plus succinct, effectué sur les lieux du crime. Le mort est extrêmement amaigri, son abdomen dilaté. Je suis surtout frappé par son état cutané : une peau parfaite pour quelqu'un qui est cloué au lit depuis des années. Pas d'escarres aux talons, pas de signes de compression au niveau des cuisses, des fesses ou des omoplates, alors que ce sont des symptômes courants chez les grabataires. Il porte une sonde urinaire d'une propreté parfaite, une couche nickel. Tous ces éléments traduisent des soins répétés, plusieurs fois par jour, de qualité, dignes de ce qui se fait de mieux en milieu médical. Il faut imaginer ce que cela représente pour la fille. Une toilette intime fréquente, régulière et approfondie, des massages pluriquotidiens de toutes les zones en contact avec le matelas pour favoriser la circulation sanguine, l'application de crèmes destinées à empêcher le dessèchement de la peau. Sans compter les changes, les repas qu'il faut préparer et aider à ingurgiter.

Je m'intéresse ensuite à la seule trace de violence relevée sur le corps. La plaie est franche, traduit un coup unique donné avec une action tranchante, sans aucune trace d'une quelconque hésitation. Elle commence sous le menton, à droite, et descend en biseau vers le côté gauche du cou. La victime ne présente aucune trace de défense sur les mains ou les avant-bras. À la dissection, les berges de l'entaille ne présentent aucun « feston », ces minuscules irrégularités laissées par une lame dentée. Ce qui plaide pour un couteau à fil droit. Le larynx et l'œsophage ont été sectionnés entièrement, de même que la veine jugulaire interne et la carotide. Le coup a été donné avec une grande violence, à en juger par la trace de plus d'un millimètre de profondeur laissée sur une vertèbre.

Les analyses du potassium dans l'humeur vitreuse de l'œil sont revenues du labo. Problème, vu que l'état de santé de la victime n'était quand même pas brillant, le labo me demande... son taux de potassium sanguin initial, lorsqu'il était vivant. On l'obtient d'ordinaire en faisant un dosage sanguin, chose qui s'est révélée impossible dans ce cas : il s'est vidé de son sang comme un poulet. Je ne dispose donc en fait que des critères classiques de la médecine légale, à savoir, les mesures de température effectuées sur le cadavre, l'apparition des lividités, l'apparition de la rigidité.

Je récapitule. À mon arrivée sur les lieux, vers dix heures trente, le corps ne présentait aucune lividité. Ce qui n'est pas un élément fiable, car dans les grandes hémorragies les lividités peuvent être très discrètes voire absentes. Il ne présentait aucune rigidité. On sait qu'en moyenne elles apparaissent environ deux heures après le décès. Quant à la température, mesurée au tympan et dans le foie, elle s'établissait à trente-cinq degrés et demi, ce qui, compte tenu des conditions ambiantes, ferait remonter la mort au plus tôt à huit heures trente. Soit bien après le départ du mari.

Je transmets mon rapport au procureur et je referme ce dossier. Jusqu'au jour où je reçois une convocation de la cour d'assises afin d'apporter ma contribution d'expert dans le procès de madame. La fille de la victime est poursuivie pour homicide volontaire. Chose inhabituelle, je note qu'elle comparaîtra libre.

J'avais loupé la fin de l'histoire. L'audience va me la restituer dans son intégralité.

Après les premières heures de prostration, la dame avait été confrontée aux questions des enquêteurs. Elle n'avait pas résisté très longtemps. D'autant plus que l'alibi des courses était bien maladroit : il n'y avait aucune trace de son passage dans les magasins qu'elle mentionnait. Elle avait avoué. Ce matin-là, comme tous les jours, elle s'était retrouvée seule avec son père, ce vieillard acariâtre, exigeant, ne supportant rien. Alors qu'elle était en train de prendre son petit déjeuner, il avait hurlé son prénom à plusieurs reprises. Au dernier appel elle avait craqué. Elle s'était saisie du couteau qui était sur la table, s'était précipitée sur le lit et lui avait asséné ce coup unique, avant de réaliser aussitôt l'horreur de son acte. Elle avait alors tenté maladroitement de simuler un cambriolage.

Les témoins appelés à la barre ont d'abord raconté une personne effacée, vivant difficilement la maladie de son père tout en s'y consacrant totalement. Les psychiatres ont ensuite pris le relais, soulignant les difficultés psychologiques que cette femme rencontrait en réalisant la toilette intime de son propre père, y compris lors du changement de sonde urinaire. J'ai fait ma déposition, répondant à toutes les questions des différentes parties. Le président de la cour, l'avocat général, les avocats de la défense, tous m'ont interrogé sur les pathologies de cet homme, leur importance et la difficulté de la prise en charge à domicile. J'ai insisté, comme je l'avais fait dans mon rapport, sur l'exceptionnel état cutané de la victime et sur ce que cela impliquait comme charge de soins quotidiens.

Le soir même, les jurés, après une courte délibération, la condamnaient à cinq ans d'emprisonnement avec sursis.

30. Spectateurs

Assister à une séance d'autopsie n'est jamais facile. Personne, même parmi les habitués, n'est jamais à l'abri d'une défaillance. Des enquêteurs pourtant rôdés à l'exercice ont tourné de l'œil comme d'exemplaires néophytes, s'écroulant de tout leur long sans crier gare. Le carrelage est parfaitement propre dans ma salle, désinfecté après chaque séance et aux normes sanitaires d'un bloc opératoire. Mais le contact est parfois rude pour le pauvre malheureux qui n'a pas eu le temps de se sentir partir.

Pour éviter autant que faire se peut ce genre d'incident, je demande toujours à celles et ceux qui doivent m'entourer de prendre d'abord un solide petit déjeuner. Venir le ventre vide en espérant éviter les nausées est une erreur grave. Cela ne fera que faciliter le malaise. Plus d'une fois, j'ai demandé à des apprentis gendarmes en formation d'aller avaler quelque chose de consistant à la cafétéria de l'hôpital avant de pouvoir pratiquer la première incision. Je ménage également une phase de mise en condition, une sorte de sas entre la réalité ordinaire et ce qui va suivre. Une autopsie n'a rien de banal. S'il s'agit d'un acte nécessaire pour la manifestation de la vérité, il n'en reste pas moins d'une violence absolue. Il s'agit donc de l'aborder très progressivement.

Il est essentiel que les personnes présentes aient le temps d'apprivoiser la présence du cadavre. À leur arrivée, le corps est le plus souvent déjà installé sur la table, mais soit sous un drap, soit dans sa housse mortuaire. Les uns et les autres se saluent s'ils ne se sont pas croisés avant d'entrer dans la salle, nous échangeons quelques banalités, les enquêteurs font un rapide résumé du dossier qui ramène le défunt au centre des préoccupations. À ce stade, les opérations peuvent débuter.

Ces précautions n'écartent jamais le risque d'une défaillance de l'un ou de l'autre. Un jour de petite forme ou une grosse fatigue de la veille, un cadavre particulièrement odorant ou difficile à voir, et le plus aguerri se retrouve en salle de repos. En revanche, le non-respect de ces quelques règles élémentaires conduit le plus souvent au pépin. Un journaliste d'un de nos grands quotidiens régionaux en sait quelque chose.

Le garçon, un professionnel consciencieux, m'a longtemps poursuivi de ses assiduités téléphoniques.
— Docteur, il faut absolument qu'on fasse un reportage sur la médecine légale.
— Oui, bien sûr.
— Et j'aimerais bien assister à une autopsie.
— Mais oui, bien sûr...

Et puis, un matin, alors que je recevais son énième appel, je lui ai donné le feu vert.
— Vous la voulez ? Vous allez l'avoir, votre autopsie. Venez tout de suite.

— Là, maintenant ?
— Oui, maintenant. Je suis avec un de mes collègues, en plein travail. C'est l'occasion ou jamais.
— Euh...
— Oui ?
— Non, rien. Bon, j'arrive.

Je suis retourné à mon cadavre. Nous en avions terminé avec l'examen externe et la dissection du thorax. Nous étions en pleine exploration de l'abdomen quand la sonnette du dépôt mortuaire a retenti. Mon journaliste. Je suis allé l'accueillir à la porte du sas d'entrée.
— Bonjour, content que vous ayez pu venir. Depuis le temps que vous la demandez, vous l'avez, votre autopsie.
— Oui, merci, docteur, je suis content aussi.

Je l'aide à s'équiper dans le sas, blouse, surbottes, calot et masque. Lorsqu'il est prêt, je passe ma main devant le système qui commande l'ouverture automatique de la porte. Le battant s'escamote dans la cloison avec un bruit de succion, faisant apparaître dans l'encadrement une vision surréaliste.

Face à nous, mon confrère qui entend le bruit lève les yeux et nous regarde. Dans ses mains suspendues au-dessus du cadavre, un bon morceau du côlon qui pend comme un drapé de tissu. Devant lui, le corps largement ouvert, à demi évidé, aux côtes saillantes.
Je pousse légèrement le journaliste qui ne semble pas vouloir avancer et va se faire bousculer par le retour de la porte. Sous l'effet de mon geste amical, il fait un pas en avant, un peu chancelant. Se retourne. Me regarde.

J'entrevois alors dans ses yeux ce que peut être le vide intersidéral.

— Oh ! Ça va ?

— Ah... Ah... Ah...

— Bon, ne bougez pas.

J'attrape un tabouret que je glisse derrière lui. Je le fais asseoir. Il se laisse manœuvrer tout en me fixant, répétant à l'infini la même onomatopée : « Ah... »

— Ça va, monsieur ?

— Ah... Ah... Ah...

— Ouh là là. Non, ça ne va pas du tout. Venez, on s'en va.

Je le prends par le bras et je l'entraîne vers la salle de repos. Je l'installe dans un grand fauteuil.

— Vous voulez manger quelque chose ? Boire ?

— Ah... Ah... Ah...

Et toujours le même regard obstinément vide. Cela n'a pas l'air de s'arranger. J'appelle la surveillante et je lui confie la garde du pauvre garçon. J'ai une autopsie à terminer. On verra après.

Lorsque je retrouve mon collègue, j'ai droit à quelques remarques ironiques :

— Qui c'était ? On ne l'a pas vu longtemps, celui-là...

Le journaliste a présumé de ses forces. Il se pensait prêt à tout encaisser, après des années passées à couvrir faits divers sordides et accidents de voiture atroces.

Il avait vu la mort sous toutes ses coutures. Du moins le pensait-il. Il a découvert à ses dépens la brutalité d'une autopsie, avec d'autant plus de violence qu'il a débarqué au beau milieu de l'opération, sans avoir eu le temps de s'y préparer.

Un an plus tard, je reçois un appel.

— Bonjour, docteur, c'est le journaliste de …, vous savez, j'étais venu faire un reportage sur les autopsies. Cela s'était mal terminé.

— Je n'ai pas oublié….

— Je voulais vous remercier..

J'ai le temps de penser « il a de l'humour… »

— En fait c'était une mauvaise idée.

— Effectivement, vu le résultat...

— Non, ce n'est pas ce que vous croyez. Après j'ai été en arrêt de travail six mois. J'ai fait un syndrome de stress aigu, m'a dit la psychiatre.

— Je suis désolé.

— Non, ne soyez pas désolé, en fait cela m'a rendu service. J'ai beaucoup parlé avec ma psychiatre. J'avais très peur de la vie, j'avais un problème avec des angoisses de mort, mais je ne le savais pas. C'est pour cela que je voulais faire ce reportage sur la médecine légale.

— Et maintenant ?

— J'ai l'impression de revivre. Merci encore !

31. Un drôle de bonhomme

1985. Le groupe Indochine écrit son album Troisième sexe.

1987. La psychiatre qui est avec moi a tout juste fini la lecture de la longue biographie lorsque nous arrivons à l'adresse indiquée dans la mission. Pour le moins originale, la mission : « aller examiner dans son cadre de vie la personne se nommant..., déterminer si son psychisme est compatible avec son sexe d'état civil et son aspect physique actuel ; déterminer si l'intervention chirurgicale qu'elle a subie est irrémédiable et justifie un changement d'état civil ».
Et la grosse interrogation de la psychiatre :
— Je n'ai pas l'habitude. À votre avis, comment faut-il lui dire bonjour ? Bonjour madame ou bonjour monsieur ?
— Mieux vaut faire à la demande...
— Comment, à la demande ? Il faut lui demander avant ?
— Non, je veux dire « à l'instinct ». Mais à mon avis c'est plutôt bonjour monsieur, compte tenu du dossier...
Un dossier de vingt centimètres de haut. L'adresse est celle d'une petite maison d'un étage, assez typique

des constructions modernes. Un homme bêche la terre d'un petit potager. À notre arrivée, il interrompt sa tâche, pose ses deux mains et son menton sur le manche de l'outil, faisant au passage saillir les muscles de ses bras. Il est torse nu, dans un short qui laisse apparaître des cuisses de beau diamètre. Jeune, de taille moyenne, bien bronzé – je le soupçonne même d'avoir huilé sa peau. Nous nous approchons. L'instinct parle très vite :

— Bonjour, vous êtes monsieur... ?

— Oui, bonjour, c'est vous les experts du tribunal ? Entrez, c'est un grand jour...

De plus près je devine de vastes cicatrices sur la poitrine. Une poitrine glabre, comme son menton aurait pu l'être s'il n'y avait quelques poils de-ci, de-là. Et de nous raconter son histoire, avec force photos à l'appui. Devant un café et des beignets savoureux, un bon réconfort après trois heures de route. Car s'il exhibe un large sourire, s'il est manifestement ravi de nous voir chez lui, son album photos nous raconte un calvaire psychologique de plus de deux décennies.

Tout petit déjà, il se révoltait contre cette manie de sa mère de « l'habiller en fille », de lui faire porter des couettes. À la Sheila.

Il faut avouer qu'à voir les photos on a du mal à imaginer l'homme jeune qui est en face de nous. Dès qu'il a eu l'âge de dire un non de raison, ça a été la révolte. Jusqu'au jour où, saisissant une paire de ciseaux, il a fait un sort aux dites couettes qui sont parties à la poubelle.

Maman a alors concédé une coupe courte, un peu à la Du Guesclin, « au bol ». Surtout elle a accepté que « sa fille » porte enfin des pantalons. Finies les robes, les jupes...Il ne jouait qu'à des jeux de garçon, n'avait que des copains garçons. Il insiste : « D'ailleurs j'étais un vrai garçon manqué. »

Aujourd'hui l'expression prend son sens littéral. Il déroule l'album de sa vie d'enfant : dans les arbres, avec arc et flèches, en boxeur, en cow-boy, de toute façon toujours habillé en pantalon. Malgré tout, c'était une période heureuse de sa vie. La seule jusqu'à aujourd'hui. Car un jour le calvaire a commencé. Il faut dire qu'il est difficile de lutter contre les hormones. Alors, lorsque deux petits seins ont commencé à pousser, la détresse est devenue immense. L'impression de ne pas être soi. Que l'état civil avait fait une erreur : Dominique en était persuadé(e), comme son prénom l'indiquait, il(elle) était un garçon. Pas une fille, comme cela était marqué sur le livret de famille et sur sa pièce d'identité. Et sa mère de comprendre enfin un jour que la petite fille espérée ne serait jamais au rendez-vous. Et d'épauler son fils dans ses démarches. La recherche d'un chirurgien capable de lui redonner son identité. À l'époque, une quête impossible en France, ce qui l'avait conduit au Maroc. Depuis ce jour-là, pour de bon, il était un garçon. Sauf ce problème d'état civil...

La psychiatre prend note sur note et les pages d'écriture s'amoncellent. Car il lui faudra argumenter le psychisme. Masculin ? Féminin ? En tout cas, lui, aujourd'hui, le revendique : dans sa tête, masculin.
Mais le temps passe, il me faut examiner notre patient. Car malgré sa tenue légère, l'essentiel reste invisible. Partagée entre curiosité et peur de gêner, la psychiatre détourne le regard et reste à l'écart. Soyons clairs : à deux mètres, impossible de faire la différence.

Un pénis de taille confortable, comme en semi-érection. Surmontant deux bourses.

— Touchez donc, docteur, vous allez voir, c'est un vrai !

C'est pour la bonne cause, c'est médical, je touche donc. Les bourses sont pleines, bien velues. À la palpation je ressens deux boules à l'intérieur. Le sexe a une consistance naturelle d'érection débutante, la peau est souple, de teinte normale.

— Alors, surpris, hein ? Je vous l'avais dit, c'est un vrai...

J'admire le travail du chirurgien. Pour les détails techniques, je sais déjà, j'ai lu le compte rendu opératoire. Microchirurgie, lambeau libre armé d'une côte, etc. Du grand art.

Sur le chemin du retour, la psychiatre reste longtemps silencieuse. Un peu interloqué, je lui demande :

— Alors, votre avis ?
— Je n'ose pas vous le dire.
— Allez-y, on est entre nous !
— Ben, finalement, j'aurais bien aimé voir... Vous pouvez me raconter ?

Deux ans plus tard, nous recevons un faire-part. Dominique est heureux et a le plaisir de nous annoncer sa naissance. Le tribunal a statué : il est un garçon. Il nous remercie, nous, les experts, son second papa et sa seconde maman...

32. Un pavé dans la mare

Un légiste, ça a le choix du style. Les difficultés du métier le permettent. Les circonstances aussi. Aujourd'hui, je me sens l'âme d'un Bérurier. Ça tombe bien : à peine la porte du château ouverte, l'odeur prend aux tripes. Un mélange dans la tradition des équarrisseurs. Il n'y a pas d'autre comparaison possible. Même les mouches noires, parmi les plus grosses que j'aie jamais vues, percutent les vitres à la recherche de la sortie. Sur le sol de la vaste entrée, un croc de boucher qui n'a rien à faire là. Et tout de suite, cette vision du corps. Le premier de la série. Je suppose une femme, vu le spectacle offert. Au bas de l'escalier d'apparat, la tête contre la première marche. Les globes oculaires exorbités au sens littéral du terme. Verts tous les deux. Pas les yeux, les globes. À moitié cachés par de longues mèches de cheveux. Une blonde manifestement. Le cou plié à quatre-vingt-dix degrés vers la droite. Rupture des cervicales, c'est évident. À poil, son beau cul offert aux regards. Toute dilatée. Pas par une défonce sexuelle. Non. Par la putréfaction.

Vite un cigare. La seule façon d'accepter l'odeur. En revanche, va falloir prévoir la douche...

Pendant que je m'approche, je sens des choses

craquer sous mes pieds. Merde, j'ai oublié les protections. Je ne suis pas le seul d'ailleurs, le proc est dans le même cas et le regrette déjà. Des asticots, que je n'ai pas vus dans la lumière descendante de cette journée d'été. Une fournaise, la journée. C'est la canicule, et les cadavres n'arrêtent pas. Tous pourris. Pas un seul de frais depuis trois semaines... À vous donner des regrets d'une petite catastrophe routière avec quelques carbonisés. Au moins, l'odeur du steak trop cuit est plus fréquentable. Et partout où je mets les pieds, ces p... d'asticots. À croire que toutes les mouches se sont donné rendez-vous dans le Poitou.

Je regarde mes semelles : c'est gagné. Encore cette bouillie blanche qui va me coller aux pieds pendant toute la levée de corps. Je les essuie comme je peux avant d'enfiler des surchaussures.

Je reviens à ma blonde. Auprès de ma blonde... Tout un programme. Elle est noire. Tout de suite, un dilemme. Faut-il dire « C'est une Noire blonde ? » ou « C'est une blonde noire ? » C'est rare, les Noires blondes. Sauf quand elles sont décolorées. Une blonde noire, c'est plus classique, c'est une blonde putréfiée... ou alors elle est bourrée. Mais là ce n'est pas sexuel, c'est alcoolique. En fait, ma blonde, ce n'est pas une vraie noire. Ni au sens ethnique du terme, ni au sens colorimétrique. Elle est plutôt vert foncé. Très foncé. En plus, ce n'est pas non plus une vraie blonde : les rares poils qui persistent sur sa vulve envahie d'asticots sont noirs.

D'ailleurs les asticots, eux, sont blancs. D'autant plus blancs que sa peau est noire. Gros et timides : ils essaient désespérément de rejoindre l'obscurité que troue ma torche spéciale (de la vraie torche, type torche de plongée, pas une loupiote ridicule). En allant au plus près : chaud, noir et humide. Ils ont le choix : l'anus ou le vagin. Grand moment de poésie. J'espère que cette image-choc ne viendra pas brouiller mon prochain câlin...

Je me perds dans ce dialogue intérieur, à la San Antonio, et plus adapté aux conversations de salle de garde qu'à la réputation d'un expert témoignant aux assises. Mais bien pratique pour gérer l'innommable. Car ce spectacle est innommable. Franchement innommable.

Le substitut du procureur :
— Alors, docteur ?
Encore dans mes pensées, la réponse m'échappe, comme si j'avais annoncé une vérité incontournable :
— Pas de doute, monsieur le procureur, c'est une partouze. C'est sexuel.
— Comment avez-vous deviné ? Vous n'avez pas vu les autres corps !
— Euh, je parlais des asticots... Double pénétration, multitude de partenaires, ça s'agite dans tous les sens, pas de doute, c'est une partouze.
Le policier le plus proche part dans un fou rire incoercible. Mais qui ne dure pas : à sa première reprise respiratoire, il prend une grande goulée des miasmes qui nous entourent. Illico il vide son estomac sur les chaussures impeccablement cirées du substitut. Ajoutant à l'odeur ambiante celle de son vomi putride.
— J'm'excuse, m'sieur le procureur...
Air consterné dudit.
Me penchant sur ses chaussures qui s'agitent pour évacuer cette pollution, j'identifie son dernier repas. Assez récent, d'après ce que je peux en juger. Quelques

restes de coquillettes essaient de se dissimuler parmi les asticots qui rampent sur le sol. Question au substitut :

— Monsieur le procureur, vous savez faire la différence entre des coquillettes et des asticots ?

— ... ?

— Eh bien, regardez vos chaussures. Les coquillettes sont les seules à ne pas bouger...

— Docteur, si nous continuions ?

Je sens un rien d'agacement dans la question. Mais je ris intérieurement : je suis bien le seul à être à l'aise ici, je m'y sens comme chez moi. Normal, la mort, c'est mon domaine.

D'autres éléments plus sérieux sont l'argument pour un contexte sexuel pour le moins inhabituel : des sextoys. Partout sur les marches de l'escalier. Et autour du corps. Tombée ou poussée violemment avec son stock ? Je pencherais pour la seconde hypothèse.

Bon, reprenons le boulot. À droite, la cuisine. Pourquoi ne pas continuer par-là ? Les restes d'un repas sont encore sur la table. Nouvelle odeur, assez proche de la précédente, un peu différente cependant. La pièce n'est pas bien grande, aussi j'ai très vite la certitude qu'il n'y a pas de cadavre... Alors, d'où viennent ces effluves ?

Sur la table, une nuée de mouches, les unes vertes, les autres bleues, s'agite autour d'une boîte. Je jette un œil : quelque chose s'est répandu sur le fond. J'ai du mal à l'identifier, mais l'odeur vient de là. Cela grouille, d'asticots toujours... Je retourne le couvercle : un époisses au marc de Bourgogne. Ma marque préférée, qui plus est. J'en salive à l'avance, mais les asticots m'arrêtent. Petite frustration, d'autant plus que je n'ai rien mangé à midi. J'ai un souvenir ému de cette pâte d'une grande douceur au goût léger de noisette, qui contraste avec le caractère puissant de sa croûte orange... et tout de suite je me vois à la maison, au coin du feu, la tranche de pain de seigle à la main, dégustant la chose, lorsqu'une voix interrompt ma rêverie :

— Alors, docteur, rien ici ?

— Détrompez-vous... Toute la question, c'est la peau. Faut-il l'ôter ou non ?

— Euh... j'ai du mal à vous suivre. Vous avez une victime écorchée ?

— Pardon, la croûte, je parlais de la croûte. Vous, l'époisses, vous le préférez avec ou sans ? Parce que moi, j'adore le contraste. Je mange toujours la croûte.

Rictus du procureur.

— Ne me dites pas que vous mangez ça !

— Sans les asticots, bien sûr. Encore qu'en Corse, ils ont un petit fromage sympa avec plein de petits vers dedans... ça fait beaucoup rire les légistes, quand ils font leurs congrès là-bas...

Le substitut prend un air dégoûté et retourne dans l'odeur putride de l'entrée, un mouchoir de soie imprégné d'alcool de menthe sur le nez.

Entrée dans la bibliothèque. Là, l'odeur n'est pas mieux. Surtout avec les effluves mentholés en plus... Les odeurs se télescopent, à vous dégoûter des bonbons à la menthe. Mais le spectacle vaut le déplacement.

Le corps est sur l'échelle qui donne accès aux rayons les plus hauts. Je reconnais un fan des éditions Gawsewitch : il a gardé une colonne entière pour les titres de l'éditeur. Je ne suis pas le seul légiste à écrire pour lui, d'ailleurs. Mais dans un autre genre...

Sur l'échelle, c'est une façon de parler... Lui aussi est nu. Suspendu par ses deux bras passés derrière un barreau. Putréfié aussi : les épaules sont disloquées, les humérus prêts à faire leur irruption à travers la peau verte, tendue, luisante. Et toujours ces mouches. Mais là c'est un peu différent, ça n'a pas l'air d'un accident. Le type (car c'est un homme, d'après le pénis monstrueux qu'il présente) a le ventre largement ouvert, ses tripes passées autour du cou en une boucle bien serrée, de multiples plaies du thorax. C'est le régal des mouches. Des asticots aussi.

Je n'ai pas le temps de prévenir l'OPJ qui s'approche pour prendre ses photos : dans un juron retentissant, il glisse sur le liquide jaune épandu sur le sol. Et s'étale de tout son long dans la flaque. Sur le dos.

— Putain, c'est pas mon jour ! Y a personne pour m'aider ?

Il faut avouer qu'il est empêtré dans son matériel et que le sol est fort glissant. Il comprend vite qu'il va devoir se débrouiller tout seul : la main qu'il tend est poisseuse d'un mélange visqueux malodorant. Extrêmement malodorant.

— C'est quoi, cette huile ?

— Ce n'est pas de l'huile, c'est de la graisse fondue...

Dans un réflexe de dégoût malencontreux, il s'essuie sur la cuisse de son pantalon. Ajoutant une superbe tache au désastre.

— Fondue ? Ils l'ont pas fait cuire, pourtant !

— Non, pas fondue, je voulais dire putréfiée... La décomposition, quoi.

Air dégoûté du pauvre homme dans sa flaque, mais c'est trop tard ! Son dos est gras de la tête aux pieds... Le substitut a l'air perplexe devant la taille du sexe.

Son regard va de cette anatomie intime exposée sans pudeur à la tache huileuse brouillée par l'OPJ. De jaune elle est passée à une gamme chromatique beaucoup plus vaste, avec des nuances de rouge sombre, de vert et de noir. Je sens poindre la question. C'est un grand classique. Mais je tente une petite diversion :

— Vous vous demandez pourquoi ces teintes si subtiles ?

— Non, ma question, c'était plutôt...

— Eh bien, le sang a coulé en premier. Une vaste flaque, parce que se faire éventrer ça laisse des traces. Une partie a coagulé, ça donne le noir. Une autre est restée visqueuse, parce que la couche est trop épaisse, elle donne les nuances de rouge. Quant au vert foncé, il vient de la putréfaction. La graisse arrive après. Un beau jaune soutenu. Alors évidemment, lorsque monsieur s'est agité dans la flaque, il a subtilement mélangé les couches... D'où l'œuvre d'art que vous avez sous les yeux... Et là, on est dans la peinture à l'huile... Pour de l'abstrait je dirais que ce n'est pas le plus classique. La tendance, c'est plutôt l'acrylique...

— Non, docteur, là j'avais bien compris. Non, ce qui m'intrigue, c'est ça.

Derrière moi, une voix nous interrompt :

— Ahhh. Mais c'est énooorme ! Je ne pensais pas que ça pouvait devenir si gros !!! C'est ça qu'on appelle un priapisme[11] ?

C'est Émilie, ma stagiaire de la faculté de droit. Avec moi pour trois mois, à la découverte de la médecine légale. Elle a rapidement été mise dans le bain avec sa première autopsie : une femme massacrée par son conjoint à coups de boîte de conserve. Des petits pois, je

---

[11] Érection anormale, violente, prolongée, souvent douloureuse et dangereuse pour l'avenir de l'organe...

m'en souviens très bien. Une boîte « ¼ », 212 ml de petits pois dont la marque n'était pas identifiable directement, l'étiquette étant aux trois quarts arrachée. De cylindrique à fond et couvercle plats, elle avait été transformée en une sorte de sphère cabossée par les chocs répétés. J'avais compté plus de cinquante coups. Aucun d'entre eux n'était mortel à lui seul. Mais l'union fait la force : l'ensemble des hématomes et des plaies, en particulier sur le cuir chevelu, avait vidé la victime de son sang.

Émilie était très naïve à son arrivée dans mon service, mais elle avait fait de rapides progrès. Indispensables pour une future avocate. Malgré cela, elle reste scotchée devant le corps, les yeux écarquillés, la bouche ouverte et la mâchoire pendante.

— Émilie... Émilie ? Vous n'aviez jamais vu d'érection ?

Le substitut est pris d'un fou rire et se précipite en dehors de la pièce, histoire de ne pas rajouter une couche de vomi sur ses chaussures.

Quant à Émilie, elle pique un fard. Il faut dire que cette belle blonde astucieuse a mis en émoi mes internes masculins à son arrivée dans le service. Leur petit jeu préféré était alors de la faire rougir, par des blagues toutes plus salaces les unes que les autres. Pour des carabins, le terrain de jeu était idéal. Facile au début. Mais avec le temps, j'étais le seul à pouvoir encore lui faire piquer un fard. Maintenant elle maîtrise. Enfin presque.

— C'est malin... et en plus vous me faites rougir. Qu'est-ce qu'ils vont penser de moi, ensuite, lors de mes plaidoiries ?

— Eh bien, que ça vous va très bien...

Retour du substitut. Du doigt il désigne le sexe, puis commence une phrase qu'il laisse inachevée :
— On dit que chez les pendus...
—... la pendaison provoque l'érection, l'éjaculation et la jouissance ? Je ne sais pas, je n'ai pas l'expérience... Mais regardez mieux, vous ne voyez rien ?
— ... Non...
— Si, si : les bourses...
— Elles sont grosses aussi. Et alors ?
Émilie de rajouter :
— Alors là, c'est pas normal...
— Eh bien c'est peut-être un élément de réponse...
Je vous laisse réfléchir !
Au moment où je m'éloigne, Émilie poursuit :
— Ahhh, hé, attendez un peu, il a quelque chose autour... Oh là là, On dirait un anneau... Et puis c'est quoi, ces petites cordelettes avec une boule au bout ? Et il y a un truc en fourrure qui lui pend des fesses !!
Notre future avocate a l'œil ! Bien équipé, le monsieur. Fin prêt pour la grande extase. Un anneau pénien rose entoure la totalité des organes. Pas seulement le sexe. Il est profondément enfoncé dans les chairs. Aïe, j'en ai mal pour lui. J'imagine le lien brutalement serré... Quant à la fourrure, rose également, ce pourrait être la traîne d'un vibromasseur anal... C'est fou, l'imagination des fabricants... Mais là, je ne sais pas si cela a été une intromission en douceur ou plus violente... L'autopsie le dira.
— Voilà, vous avez tout compris. L'extase, l'orgasme, on l'appelle aussi la petite mort...
— Mais d'habitude, ça grossit pas autant !
C'est Émilie qui insiste. Elle regrette immédiatement la phrase lâchée et vire au rouge. Mais cette fois, stop,

je ne veux pas la mettre plus en difficulté devant le substitut.

— Émilie, c'est la putréfaction. L'histoire du pendu, ça n'a rien à voir... Si c'est si gros, c'est parce que les gaz dilatent tout. Comme pour la femme, dans l'entrée... Un petit coup de bistouri et, pfffft, ça se dégonfle... Et votre gars abandonne ses prétentions...

Là-dessus je les laisse à leurs réflexions et entre dans la pièce suivante. Une salle de réception gigantesque. Vide. Mais au sol marqué par des empreintes sanglantes de pieds nus. Du sang séché, déjà presque noir. Un pied large plutôt masculin, qui a laissé une piste erratique. Allant d'un mur à l'autre. Où l'on note ici une paume ensanglantée, là quelques taches de sang. Plus loin, un couteau. Enfin, plus exactement une dague. Sa lame à double tranchant laisse briller un éclat métallique entre deux traînées de sang. Un curieux objet, avec une coque de protection ajourée autour de la poignée, décorée de multiples têtes de mort. Un objet qui n'a pas sa place dans cette pièce aux murs ornés de sabres, épées, hallebardes et autres objets de guerre beaucoup plus sobres. Qui serait mieux dans un jeu vidéo, un de ces jeux de rôles auxquels certains sont accros, ou encore dans une dialectique gothique...

La piste quitte la pièce, remonte un escalier de bois où les traces sanglantes s'effacent progressivement. Pour aboutir à l'étage au-dessus, dans un confortable bureau.

Derrière moi tout le monde a suivi. Dans un silence pesant. Le soleil s'est couché et seuls les écrans de deux ordinateurs apportent un peu de clarté dans la pièce. À contre-lumière, je devine un corps.

Mais les images qui défilent sont fascinantes et aucun d'entre nous n'a le moindre regard pour le cadavre. Sur l'un des deux écrans, des centaines d'images. En boucle. Les fantasmes de trois personnes et leur dérive. Mais des fantasmes mis en scène, réalisés puis photographiés. Associant dans un étrange mélange ce qui pourrait être tantôt de la tendresse ou un érotisme amoureux, tantôt le pire de la violence pornographique. Un mélange qui crée rapidement une sensation de malaise. D'autant plus qu'il me semble déceler épisodiquement une anomalie. Si tant est que l'on puisse parler d'anomalie dans ce contexte.

L'autre écran est en veille : il laisse éclater sans fin un monolithe noir en une myriade de rectangles plus petits, très colorés. Un genou au sol, je déplace la souris. Une lettre inachevée s'affiche. Une sorte de délire écrit. L'affirmation réitérée d'un « je » en pleine souffrance. Des pages et des pages de frappe. En fait, un manuscrit. Quoique le mot ne soit pas adéquat. Avec des allusions répétées au monolithe. Celui de 2001, l'odyssée de l'espace et celui de 2010 : l'année du premier contact. À un monolithe qui éclate silencieusement.

Comme sur la multitude de dessins que le faible éclairage de la pièce laisse entrevoir sur le sol. Un gros monolithe noir qui éclate en centaines de petits monolithes multicolores. Sur d'autres dessins, c'est comme un grand rectangle de verre qui explose en de multiples flèches multicolores. Pour aller transpercer un sexe improbable : un clitoris géant courbé sur lui-même, vers le bas, pénétrant la cavité sous-jacente. Sur quelques photos grand format d'un visage féminin, ce sexe improbable remplace l'œil droit.

Un esprit éclaté. Voilà le terme que tout cela suggère. D'ailleurs, sur le sol, je remarque les restes d'un grand miroir. Brisé. Avec un marteau à proximité. Tout a été fait pour créer de multiples aiguilles de verre.

En tournant la tête, j'ai un sursaut et je ressens une brutale décharge d'adrénaline.

Plus précisément, j'ai été surpris, trop fasciné par les écrans. Le corps est nu, avachi en arrière, prêt à glisser aux pieds du fauteuil de bureau Louis-Philippe dont le dossier bas et cintré en bois a bloqué les aisselles. Son excellent état de conservation contraste avec la putréfaction des corps précédents : sa mort est récente, beaucoup plus récente... La tête est basculée en avant. J'en écarte les cheveux roux qui retombent sur la poitrine. Une coupe à la Milla Jovovich, comme dans Le Cinquième Élément. Mais la comparaison s'arrête là : un long éclat de verre est fiché dans l'œil droit, qui a laissé sourdre sur la joue son humeur aqueuse en une longue trace sanguinolente. J'ai du mal à distinguer ce qui est du tatouage vertical qui entoure l'œil, comme une lame, et ce qui revient à la plaie. L'autre œil est resté ouvert et sa cornée encore transparente laisse deviner un iris d'un bleu outremer. Cette femme devait être belle. Malgré les altérations débutantes de la mort, son visage exprime un apaisement profond.

Un peu surprenant vu ce que je découvre sur la poitrine : un collier de grosses perles noires surplombe deux seins au galbe parfait constellés d'éclats de miroir. Comme des flèches acérées plantées là volontairement. Car il ne peut d'agir d'un accident : toutes sont dans le même axe. Exclusivement dans les seins. À première vue, il y en a environ une trentaine. Toutes numérotées avec un chiffre rouge écrit au feutre. Leurs éclats reflètent l'image du monolithe qui défile à nouveau sur l'écran. Comme un scintillement.

La sensation de malaise qui m'envahit m'amène à relever la tête. Je croise les regards, je ressens que tous sont dans le même état. Un coup d'œil aux paumes des mains : elles sont lacérées de plaies, certaines jusqu'aux tendons. Quant aux ongles, ils portent un vernis noir. Je réalise alors que cette femme rousse a son sosie aux cheveux noirs sur les photos de l'ordinateur. En fait, c'est la même. La transformation d'une gothique ?
Je me relève et déplace mon pied droit pour détendre le genou, un peu crispé par la pose prolongée. Je regrette immédiatement le geste : l'appui de ma semelle sur le sol me donne la sensation d'une résistance visqueuse. Du sang. Beaucoup de sang. Une grosse galette, à l'évidence...
J'allume ma torche, pour une confirmation inutile. Dans le même temps, je vois en plein centre de la mare des organes sexuels mâles. Un ensemble complet. De bonne prestance, n'eût été sa déconnexion de la région d'origine. Un petit coup de torche entre les cuisses de la dame, pour constater une vaste plaie de la région, à l'origine du saignement. Un grand éclat de miroir souillé de sang porte un mot écrit en rouge : « FIN ».

C'est dur d'être transsexuel...

33. L'œil était dans la tombe

Je suis là, devant cette castration sauvage et ce mot « FIN ». Un flash me renvoie quelques années plus tôt à mon expertise de transsexuel. Deux fins totalement différentes. Une femme transformée en homme avec une fin heureuse et un homme à la recherche d'une identité de femme avec une fin désastreuse...

— Ooooh ça, ça doit faire maaaal...

C'est Émilie qui nous a rejoints. Elle a un air dégoûté, les sourcils froncés, un rictus crispant ses lèvres.

— Vous avez vu ? Avec des bouts de verre ! C'est horrible, ça doit faire mal...

— Euh... il est mort, vous savez ?

— Ben, évidemment, qu'elle est morte. Mais ça doit faire mal quand même... ça me fait mal pour elle...

— Pour lui.

— Non, pour elle, ça me fait mal pour elle...

— Mais Émilie, c'est un homme !

— Bien sûr que non, ce n'est pas un homme. Vous voyez bien ce visage, ces seins, ses cheveux ? C'est une femme et en plus, elle est belle, enfin, elle était...

— Émilie, en bas, regardez en bas...

— Quoi, en bas ?

Notre blonde stagiaire se penche vers la mare et remonte avec un air dégoûté.

— Ben, d'où ça vient ?

— À votre avis ?

— Il manque un homme. Il y a un homme en bas, mais il a tout à sa place. Et il y a deux femmes, celle de l'escalier et celle-ci. Il manque un homme...

— Non, Émilie, c'est à lui. Ou à elle. Comme vous voulez.

— Hein ? J'y crois pas !

Nouvelle descente d'Émilie :

— Ah quelle horreur ! J'avais pas vu. On les lui a coupés ! C'est horrible ! Et ça me fait mal pour elle. Mais c'est pas possible, enfin, ça n'existe pas une femme avec des... Vous m'imaginez, avec des...

La phrase reste en suspension. Émilie de piquer un nouveau fard. Cette fois-ci elle est cramoisie.

— Émilie, en quelques semaines, vous ne pouvez pas avoir tout vu !

— Je me mets à sa place, ça doit être horrible de mourir comme cela. J'en ai mal pour elle...

— Oui ?

— Vous vous rendez compte, tous ces éclats de verre dans les seins, et l'œil, c'est pire, l'œil. Sans parler du reste !

— Je ne sais pas. Je n'ai pas l'expérience...

— C'est dégueulasse de tuer quelqu'un comme cela ! Et vous, vous êtes là, vous ne dites rien, vous êtes indifférent, ça vous fait pas mal pour elle, enfin pour lui ? Et zut, je ne sais plus... En tout cas, c'est de la barbarie ! Et j'ai mal pour lui...

— Émilie, c'est de la compassion...

— Et alors ? Vous, ça ne vous fait rien ?

— Alors ? Je vous l'ai dit, si vous voulez comprendre, ce n'est pas de la compassion qu'il faut. Votre compassion vous fait souffrir et va perturber votre réflexion. Vous ne pourrez pas comprendre ce qui s'est passé...

— Mais il n'y a rien à comprendre ! On est chez les fous, et ils ont torturé cette femme. Ah, zut à la fin. Cet homme.

Je ressens que devant tant de violence, Émilie est au bord des larmes. Overdose d'horreur. Elle se laisse envahir par ses émotions. Il est temps de recadrer le débat :

— Émilie, regardez-moi !
— Quoi ?...
— Qui a tué qui ?

Silence et brutal retour sur terre. Enfin, à la sordide réalité.

— Comment voulez-vous que je le sache ?
— Alors, venez avec moi. On reprend tout. Depuis le début.

Le substitut est resté silencieux. Je sens sa perplexité.

— Docteur, sur les causes de la mort, même sans autopsie, vous pouvez répondre, non ?
— Émilie, à votre avis ?
— Ben oui, en bas, le cou fracassé pour l'une, les coups de couteau pour l'autre. En haut, les bouts de verre et l'hémorragie. Ce n'est pas sorcier ! Même si ce n'est pas beau...
— Je confirme les déclarations de ma jeune stagiaire, monsieur le procureur. Sous réserve d'un examen plus approfondi...
— Je ne comprends pas, docteur...
— Oui, monsieur le procureur ?

— Si j'osais, je reprendrais une expression favorite de mon fils.
— ... ?
— « C'est quoi, ce délire ? »

Nous y voilà. L'explication au « C'est quoi, ce délire ? » C'est que le légiste doit faire parler les corps. Leur faire dire comment ils sont morts, médicalement morts, c'est la moindre des choses. Mais ce n'est pas tout : lorsqu'on arrive au procès, aux assises, ce sont également les circonstances de la mort qui intéressent le jury. D'ailleurs le jury en a besoin pour retenir ou non des circonstances atténuantes. Ou à l'inverse pour aggraver les peines. Surtout, tous ont besoin de comprendre le « pourquoi ? » De connaître l'explication au « C'est quoi, ce délire ? »
Bien sûr le temps des psychiatres viendra dans notre affaire, avec l'expertise du criminel. Mais avant il faut mettre la main dessus. Or actuellement, il n'y a aucune piste pour le ou les coupables. Il faut dire que l'affaire est toute neuve, l'enquête de police n'a pas encore démarré.

Nous sortons du bureau par sa grande porte. Sur le palier de l'escalier d'apparat, nous avons une vue plongeante sur l'entrée et la blonde impudique exposée aux regards. D'en haut, sa tête est cachée par la première marche. Quelques sex-toys sont dispersés sur le palier. Je suppose qu'ils sont venus d'un coffret en bois en fort mauvais état, gisant sur le sol, fracassé. Dans les restes du coffret, des boules de geisha luisent d'un reflet doré. Sur le sol, un épais tapis isole les pieds des grands carreaux de pierre. Aucun pli, aucune trace de désordre ni déchirure du tapis expliquerait la chute de la blonde. En revanche, je note un semis de taches sur la laine. De petites taches, noires, comme du sang séché. À distance, il y a quelques projections sur les carreaux. Ces indices sont marqués par les enquêteurs qui laissent depuis le début de notre exploration dans la maison de petits cônes numérotés. Un à chaque indice. Chaque fois photographié.

Nous descendons prudemment l'escalier, en veillant à ne pas marcher sur les taches ni sur les sex-toys. Le tapis est fixé au sol par des barres dorées, il suit régulièrement les ondulations des marches. Un peu plus bas, sa laine présente des traces de frottements, qui se répètent de marche en marche jusqu'au corps. Le témoignage de sa chute. Une longue chute.

L'odeur s'est nettement accentuée, et nous revoilà auprès de ma blonde. Quelques marches plus haut j'ai déjà repéré la tache qui s'étend sous la partie haute du corps. De loin, tout à l'heure, je pensais au résultat de la putréfaction : les liquides commencent souvent leur évacuation du corps par la bouche et le nez. Mais maintenant, je dois me rendre à l'évidence : c'est du sang.

Mes plaisanteries du début de la levée de corps sont oubliées. Au travail.

Le corps est photographié. Je prélève des asticots, pour l'entomologie. Cette technique permet de dater la mort avec une bonne précision. Ici ce sera bien utile compte tenu de la putréfaction. Puis un grand drap est placé à côté du corps. Il ne reste plus qu'à le retourner sur cette surface propre. L'opération libère l'accès à la tache. C'est bien du sang. Cette fois-ci, l'OPJ photographe se méfie, histoire de ne pas glisser à nouveau. Je peux maintenant étudier le cou. Sur le côté gauche, il y a une vilaine plaie. Une vaste déchirure qui a coupé la peau, les muscles. Manifestement située en face de la carotide. L'explication de la flaque de sang.

Le corps ne présente aucune autre lésion apparente. Quant à la fracture des cervicales, mon examen confirme. Alors que je saisis à pleines mains (gantées...) la tête, je peux lui faire faire des mouvements normalement impossibles, même sur un corps putréfié. En plus je perçois nettement le craquement sinistre qui accompagne ma manipulation.

— Mes premières conclusions, monsieur le procureur : cette femme présente deux causes potentielles de mort. Une plaie de la carotide et une fracture des cervicales. Les deux sont mortelles. Vu sa position sur le sol, la fracture évoque une chute dans l'escalier. Et pour la plaie, je ferais volontiers le rapprochement avec le croc de boucher.

Le substitut reste silencieux, comme tout le monde. Ils attendent la suite. Quelques pas pour aller jusqu'au crochet. À son contact un petit cône jaune et son numéro noir. Un fort bel instrument, sans doute de fabrication artisanale. Il est muni d'une robuste poignée en bois qui a été percée pour permettre le passage d'une tige, dont une extrémité est recourbée et aplatie sur le bois, dans une gorge. L'autre extrémité fait une courbe harmonieuse et se termine par une pointe acérée. Un crochet de traction, pour soulever les carcasses. Ou traîner le gros gibier.

— C'est taché de sang... ça a dû gicler !

— Effectivement, Émilie. Je vois que vous êtes revenue à l'essentiel, les preuves.

— Pfft... Moquez-vous !

— Vu les traces de sang, sur le palier et les dernières marches, je pense que la plaie a été occasionnée en haut. Je verrais bien la séquence suivante : une saisie brutale du cou par le crochet, en haut sur le palier, une traction forte et notre blonde envoyée ad patres en bas des marches... d'où la fracture.

Un silence persistant accueille mes propos. Ni approbateur, ni désapprobateur. Ma phrase sonne comme un constat.

Photos du crochet près de son cône.

— Si vous voulez savoir qui tenait la poignée, il faut l'envoyer au labo de génétique. Si la personne n'a pas mis de gants, il y a toutes les chances qu'elle ait laissé quelques cellules de sa peau. Cela suffit pour rechercher une empreinte génétique.

— Mais, docteur, on pensait faire les empreintes digitales...

— Empreinte pour empreinte, la génétique c'est mieux, parce que si vous avez une empreinte partielle de doigt, ça ne suffira sans doute pas... En tout cas il ne faut pas le laisser là, au risque que l'un de nous le bouscule.

Je change de gants, prends le crochet par ses extrémités et le place dans le sachet que me tend l'OPJ.

— J'en ai fini dans cette pièce. On peut évacuer le corps.

Le drap est soulevé aux deux extrémités, la femme est placée dans une grande housse noire pour son dernier voyage.

Changement de lieu, nous retournons dans la bibliothèque. L'atmosphère s'est assainie depuis que les fenêtres sont ouvertes. La première traversée avait été un peu rapide. Maintenant je prends plus mon temps. C'est une pièce de rêve. Une grande bibliothèque de boiserie de style roman très dépouillé couvre tous les murs, à l'exception de quelques panneaux libres pour les portes de communication. Du chêne massif, teinté en « miel doré ». Les rayonnages montent presque jusqu'au plafond, situé à belle hauteur. D'où la nécessité de l'échelle pour accéder aux livres les plus hauts. Les rayonnages sont couverts de livres, classés selon leur année de parution. L'échelle est fixée juste en dessous d'une édition originale de L'Histoire naturelle des oiseaux, de Buffon. Il manque le tome III, ouvert un peu plus loin sur une table de lecture, à sa page 69, « Les choucas ».

Faut-il y voir un symbole ? Dans la campagne avoisinante, une vieille légende raconte que lorsque le seigneur rendait justice, les choucas des tours venaient piquer les yeux des pendus pour s'en régaler.

Retour vers le cadavre qui attend patiemment la suite. Toujours accroché sous les aisselles. Mais pas vraiment suspendu : ses pieds portent sur le sol. L'examen n'est pas facile. Surtout que, notre OPJ ayant largement étalé les exsudats huileux de la putréfaction, c'est tout l'environnement qui est glissant. J'améliore la situation avec deux grands draps posés sur le sol, de part et d'autre de l'échelle.

Un coup d'œil au visage, histoire d'avoir confirmation : les deux yeux ont bien été crevés...

Les poignets sont liés mollement par un cordon de soie à peine serré malgré la putréfaction. Le cordon semble ensuite se perdre entre les fesses avant de redescendre vers les chevilles, elles aussi entravées. Comme l'avait remarqué notre future avocate, un anneau pénien et le cordon rose d'un vibromasseur complètent effectivement le dispositif.

— Original, lâche le substitut bien droit dans son costume, le mouchoir mentholé devant les narines.

— Je vous l'avais dit, c'est sexuel.

— Certes, mais pouvez-vous m'expliquer le montage ? Cela m'a l'air bien compliqué pour tuer quelqu'un.

— Au départ, ce n'est pas fait pour tuer.

— Ah ben quand même, se risque Émilie.

— Non, non, a priori, cela rappelle certaines pratiques sadomasochistes. Pour augmenter le plaisir. Dans toutes ses composantes. Les liens, c'est psychologique, pour une soumission très symbolique, parce qu'ils ne sont pas réellement serrés. Le vibromasseur ou au moins le godemiché, c'est physique. Relié aux liens, cela lui donne le contrôle sur sa stimulation anale. Et l'anneau pénien permet une érection plus importante en gênant le retour veineux...

— Attendez, vous êtes en train de dire...

— Qu'il vivait sa vie. Sa vie de sadomaso. Mais il y a eu un imprévu. De toute façon, avec ce montage, il faut envisager une personne de plus. Parce que tout seul, les poignets attachés en arrière, il ne peut pas faire grand-chose pour son plaisir. Mais si on imagine une personne de plus... tout est possible. En particulier le serrage un peu violent du lacet autour du sexe. Et le reste. D'ailleurs, vous avez vu quasiment la même chose sur l'ordinateur... en frais !

— Mais quelle violence !

— Surtout les intestins. Sortis et mis autour du cou. Sur la cause de mort, je n'ai pas de problème : entre l'éventration et les coups de couteau dans le thorax... Mais pour les tripes, c'est la première fois que je vois ça. C'est une violence extrême... L'autopsie aura sans doute un seul intérêt : préciser si l'éventration a été faite au début ou à la fin, après le thorax.

— Et maintenant ?

— Ici, sur ce corps, je ne peux rien faire de plus.

— Il va falloir le décrocher...
— Surtout pas. Prenez-le avec l'échelle, ça sera plus simple !
— Mais, docteur, les housses sont trop petites !
— Vous trouverez bien une scie, ce n'est que du bois...

La suite de la visite n'apporte rien, en dehors de la dague : maintenant que j'ai mieux vu les plaies du thorax, ma première impression est qu'il s'agit bien de l'arme qui les a causées. Elle aussi aura son expertise génétique.

Retour au bureau. Rien n'a bougé. Un des enquêteurs féru d'informatique est resté pour explorer les deux ordinateurs. En prime il a lu des passages du texte.

— Trois cent mille signes, docteur. Tout rond.
— Oui, et alors ?
— Ben, c'est comme un manuscrit pour un éditeur. Par contre, je ne sais pas s'il y a un cinglé qui publierait cela ! Il y a même un titre.
— ... ?
— L'Œil du troisième sexe.

Un long silence s'ensuit.

— C'n'est pas rien, docteur. Je l'ai parcouru en diagonale, c'est totalement désespéré ! Entre le délire et la souffrance. Et instructif ! Vous liriez ça ! Monsieur le procureur, je crois qu'on tient le coupable !
— Des contacts sur Internet ? C'est cela ? Vous avez une adresse ?
— Non, non, ce n'est pas ça. Rien à voir avec Internet. Encore que vous verriez les sites consultés ! Non, ce n'est pas une victime d'un t'chat !

Il est vrai que depuis quelque temps les proies se recrutent facilement sur la grande toile.

— En plus j'ai l'heure exacte de la dernière frappe. À quatre heures du matin, il y a presque vingt heures. Et il donne l'heure du décès des deux autres. À quatre heures du matin aussi. Il y a cinq jours. Et c'était son anniversaire. Et devinez son heure de naissance ?
— Quatre heures du matin ?
— Quatre heures du matin.
— Et son âge ?
— Là je n'ai pas d'indice...
— Si, si, docteur, vous avez un indice. Enfin, beaucoup d'indices !
Un long silence s'ensuit. Un de plus. Brisé brutalement par Émilie qui nous fait sursauter :
— J'ai trouvé, j'ai trouvé. Trente ans ? C'est trente ans, hein ? Ben oui, le dernier chiffre, sur les morceaux de verre. C'est trente !
— Exact. C'est trente ans. Tenez docteur, lisez ses aveux, c'est la dernière page.

La dernière d'une longue souffrance, celle d'un homme à la recherche de son identité quand ses amis, eux, hommes ou femmes, étaient à la recherche exclusive de leur plaisir. Ils en avaient fait leur objet. Jusqu'à sa révolte, avec une violence qu'il a ensuite retournée contre lui. Sur l'écran, la dernière ligne en surbrillance scintille : « L'œil était dans la tombe et regardait Caïn. ».

34. Bizarre, vous avez dit bizarre...

« Comment pouvez-vous faire un métier pareil ? »
« Faut être un peu bizarre pour faire ça, non ? ». Si le crime est horrible, l'autopsie suscite la répulsion, elle est une abomination, d'autant plus inutile que la cause de la mort est, le plus souvent, évidente. Alors à quoi bon infliger à la victime cette horreur supplémentaire, cette boucherie ?

Les apparences sont trompeuses : l'acte est indispensable. De quoi s'agit-il ? Avant tout d'une fouille minutieuse, au plus profond des corps, de leur intimité, « les mains dedans ». Le prix à payer est fort : il faut éviter les affects, faire abstraction du caractère répugnant du geste. C'est pourquoi le métier est difficile. Il devient également ingrat lorsque le corps ne parle pas, malgré les moyens utilisés. Durant cette fouille, il s'agit de retrouver les indices apportés par le corps, les pièces d'un puzzle, comme autant de fragments de vérité. C'est à partir des indices que le légiste va éclairer les causes de la mort, mais surtout ses circonstances. C'est une histoire qu'il va raconter, l'histoire des derniers instants d'une vie. Sans quitter totalement le domaine technique, le métier entre alors dans une toute autre dimension : il faut sauver ce qui reste d'humain dans l'indicible.

D'une certaine façon, même si la victime est morte, raconter sa fin, c'est lui rendre une parcelle de vie. Personne ne le contestera : ma spécialité est la seule à pouvoir redonner la vie après la mort... mais hélas seulement pour un court instant, celui d'une narration. Cependant, cet acte redonne son humanité au corps : il marque le retour du mort parmi les vivants, non plus comme un mort, mais comme une personne. Éclairer ces instants obscurs est indispensable à tous. Pour juger le coupable bien sûr, mais également pour que la famille sache et comprenne, pour qu'elle puisse, un jour peut-être, trouver un apaisement.

Une pratique bizarre, peut-être, mais d'une grande humanité.

Du même auteur

Chroniques d'un Médecin Légiste,
  Jean-Claude Gawsewitch Éd. 2009 (épuisé)
  Pocket 2010, Kindle 2014, CreateSpace 2014

Les Nouvelles Chroniques d'un Médecin Légiste,
  Jean-Claude Gawsewitch Éd. 2011 (épuisé)
  Pocket 2012, Kindle 2012, CreateSpace 2014

Autres Chroniques d'un Médecin Légiste,
  Jean-Claude Gawsewitch Éd. 2012 (épuisé)
  Kindle 2014, CreateSpace 2014

Printed in France by Amazon
Brétigny-sur-Orge, FR

17419610R10167